JN200916

「できる治療」へ変える 歯科麻酔

局所麻酔から日帰り全身麻酔まで

編集・執筆
志岐晶子

執筆
石倉行男
大野　幸
中平賢吾
原野　望
堀之内康文

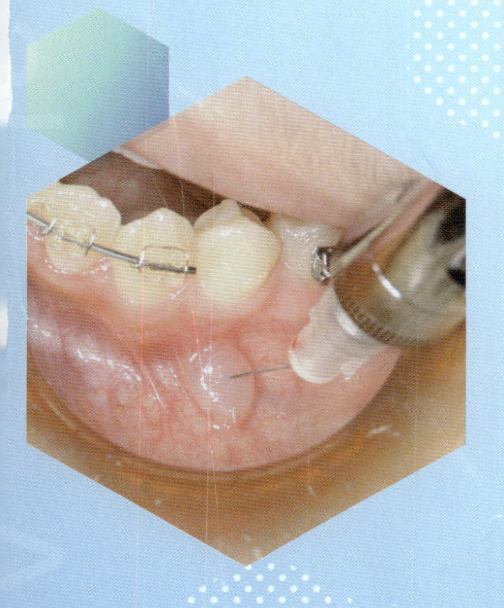

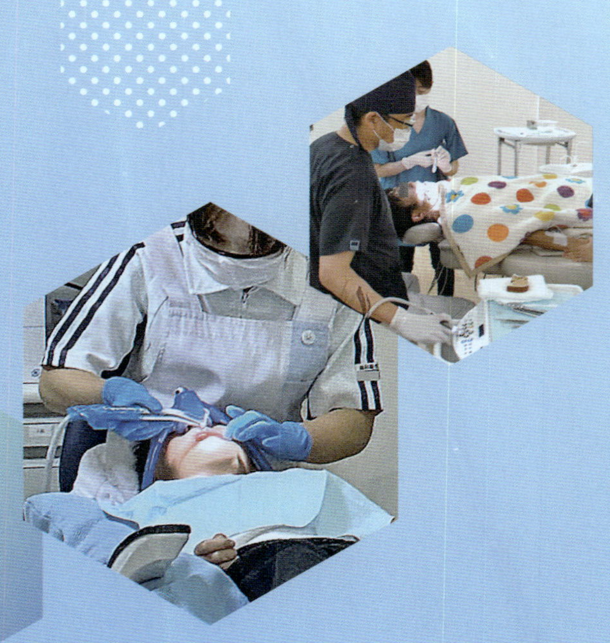

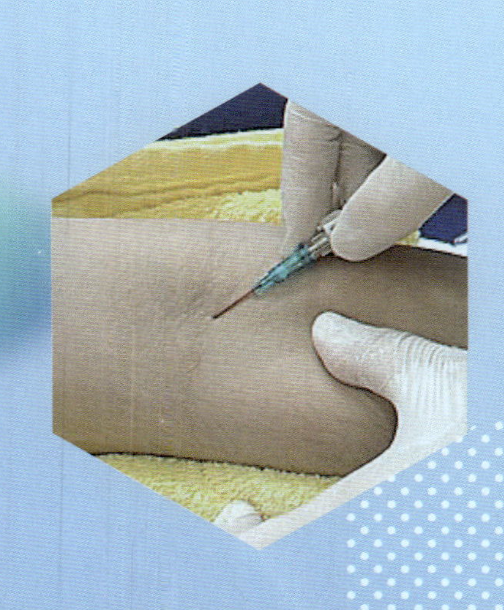

永末書店

推薦のことば

高齢化が急速に進展している日本では地域包括医療が推進され、そのなかで歯科医療は口腔の健康から全身の健康を保持・増進する役割を担い、これまで以上に地域医療に貢献することが期待されています。一方、高齢で全身疾患を有しておられる方々や、在宅で療養されておられる方々に安全に歯科診療を提供すること、さらに障がいのある方など、通常の歯科診療を受けることが困難な方々に対しても、身近な医療機関で十分な歯科診療を受けることができる地域歯科医療体制の構築も重要な課題となっています。

「歯科麻酔」は、一般社団法人 日本歯科麻酔学会の会員が中心となって国民に対して提供している専門分野ですが、その学会の定款にもあるとおり、当学会の目的は「歯科麻酔学に関わる研究、診療、教育の進歩及び発展をはかり、歯科医療における安全性の向上、地域社会の福祉に貢献し、これらに携わる会員及び社員の育成と向上をはかること」を目的としており、決して一般の歯科診療とかけ離れた特別な集団ではなく、実際には通常の歯科診療を受けることが困難な人達が、通常の歯科診療を受けることができるよう支援をしており、とても身近な存在です。ただ、その専門性が分かりにくいこともあり、まだまだ社会に浸透していないことも事実です。

本書は、専門性の高い、この歯科麻酔の診療について、分かりやすく具体的に解説したものであり、歯科麻酔を専門とする歯科麻酔科医だけでなく、むしろ歯科麻酔科医と連携し、協働して歯科診療を提供するチームの皆様にとって、歯科麻酔を理解するうえで、有用な図書だといえます。本書は、実際の臨床に則しているだけでなく、的確な文献に基づいて記載されており、内容の信頼性については保障できます。是非、手に取っていただき、また手元に置いていただき、日常の臨床の場面場面を思い起こしながら、本書を眺めていただいたらいいのではないかと思っております。

最後になりましたが、この素晴らしい本書の編集・執筆を務められた志岐晶子先生ならびに執筆を担当された石倉行男先生、大野　幸先生、中平賢吾先生、原野　望先生、堀之内康文先生に敬意を表するとともに、今後さらに地域歯科医療に貢献されますこと期待しております。

2024 年 10 月

岡山大学学術研究院医歯薬学域
歯科麻酔・特別支援歯学分野
（岡山大学病院 歯科麻酔科部門）
教授　宮脇卓也

はじめに

読者の先生がたにおかれましては、患者さんに最良の歯科医療を提供すべく、日々、研鑽を重ねておられることと拝察いたします。しかしながら、歯科治療は痛みや不安感を強いられる処置が多く、患者さんの不安傾向、処置の所要時間・侵襲度、低年齢や障がいなどが障壁となって「治療のやりにくさ」または「治療困難」となり、提供できるはずの治療が達成できないことがあります。歯科麻酔は、鎮静や全身麻酔により、患者さんの気分や行動をコントロールして、治療をされる先生がたに本来の治療をしていただく環境を提供します。

歯科麻酔の技法として、「局所麻酔」「吸入鎮静法」「静脈内鎮静法」「全身麻酔」が挙げられます。患者さんの気分や行動を調整するのは「吸入鎮静法」「静脈内鎮静法」「全身麻酔」で、それぞれ診療報酬点数の設定もあります。

本書では、「PART1 局所麻酔」で、ごく初歩的な内容から「しっかり効く」「失敗しない」局所麻酔のコツまで紹介しています。「PART3 吸入鎮静法」では、主に小児歯科や障がい者歯科で使用されており、歯周外科や埋伏歯抜歯時のストレス軽減としても利用することができる吸入鎮静法を紹介しています。呼吸・循環への影響がほとんどなく、技術的にも容易で読者の皆様が実施できる方法です。吸入鎮静法が適応できない場合には、「PART4 静脈内鎮静法」で、歯科麻酔医が実施し、確実に鎮静効果を発揮する静脈内鎮静法を紹介しています。鎮静度によって意識が残る意識下鎮静から意識がほとんどない深鎮静までコントロール可能で、処置時間が長い場合の意識下鎮静や、障がい者の行動調整としての深鎮静使用など幅広く利用されています。静脈内鎮静法でも治療が達成できない場合、「PART5 日帰り全身麻酔」では、開業歯科医院で実施可能な全身麻酔の方法を紹介しています。

これらの歯科麻酔技法を開業歯科医院の先生がたにご活用いただくために、各種方法を①どんな場面で何を使うのが適切か、②どんな設備や医療器材が必要か、③どんな人材が必要か、などについて解説しています。また、歯科麻酔は全身管理をすることも専門ですので、歯科治療時の偶発症対策、救急蘇生などについても本書で取り上げました。さらに、歯科麻酔を身近に感じていただくために、すでに歯科麻酔を取り入れておられる開業歯科医院の先生がたに自院での歯科麻酔関連の体制、自院症例を紹介することも企画しました。

歯科麻酔の活用により、先生がたの技術が 100％、患者さんへ提供され、患者さんは「痛くない」「怖くない」「快適な」環境で歯科治療を受けられ、患者さんと歯科医療者の信頼構築への一助となりましたら幸いです。

稿を終えるにあたり、多くの方々に大変お世話になりました。堀之内康之先生、大野幸先生には豊富な臨床経験をもとに文献的な裏付けのある解説をご執筆いただきました。石倉行男先生、原野望先生、中平賢吾先生には自院での歯科麻酔や臨床例をご紹介いただきました。宮脇卓也先生には推薦のことばのみならず、詳細にご査読、ご指導いただいて、より完成度の高いものとすることができました。

また、筆者の勤務先である医療法人おく小児矯正歯科、リチャード歯科の皆様には臨床写真撮影などにご協力いただきました。

まとめ役の私はともすれば道に迷い、踏み外しそうになりましたが、永末書店編集部の裏辻雅崇さんには常に先導していただき、無事ゴールへ導いていただきました。

ご協力いただいた皆様がたに、この場を借りて心よりお礼申し上げます。

ありがとうございました。

2024 年 10 月

志岐晶子

筆者一覧

■編集・執筆

志岐 晶子　歯学博士、歯科麻酔専門医・障害者歯科認定医

九州大学歯学部卒業（1984 年）、長崎大学口腔外科学第 2 講座（1992 年退職）。1996 年以降、以下の施設にて、歯科麻酔業務、静脈内鎮静法、日帰り全身麻酔に従事

- 医療法人発達歯科会おがた小児歯科医院（福岡県福岡市、2017年退職）
- 松山中平歯科クリニック（愛媛県松山市）
- 医療法人おく小児矯正歯科（鹿児島県鹿児島市）
- リチャード歯科（福岡県春日市）

■執筆（五十音順）

石倉 行男　医療法人発達歯科会おがた小児歯科医院 理事長・院長

大野　幸　飯塚病院 麻酔科

中平 賢吾　松山中平歯科クリニック 院長

原野　望　医療法人発達歯科会おがた小児歯科医院 副院長

堀之内 康文　公立学校共済組合 九州中央病院 歯科口腔外科 元部長

動画サイトについて

本書では、症例の一部を動画で紹介しています。より理解を深めるために、実際の鎮静下、全身麻酔下での治療の様子をぜひご覧ください。

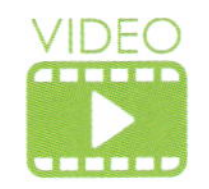

左記のマークがある図は詳しい動画をご覧いただけます。
QR コードを読み込むか下記の URL をご参照ください。

https://www.nagasueshoten.co.jp/movie/dental-anesthesia

CONTENTS

PART 1 局所麻酔

PART 2 全身管理、行動調整、地域医療における歯科麻酔の役割

PART 4 静脈内鎮静法

本書籍に掲載の症例写真は、鎮静や全身麻酔の同意書とは別に、患者さんまたは保護者に撮影の目的・理由、書籍掲載の可能性、拒否の自由などを説明し、撮影画像も閲覧のうえ文書にて同意を得ています。また書籍掲載にあたっては、可能なかぎり個人が特定されないよう配慮をしております。

「できる治療」へ変える歯科麻酔

局所麻酔から日帰り全身麻酔まで

PART 1
局所麻酔

PART 2
全身管理、行動調整、地域医療における歯科麻酔の役割

PART 3
吸入鎮静法

PART 4
静脈内鎮静法

PART 5
日帰り全身麻酔

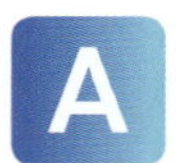

PART 1

局所麻酔

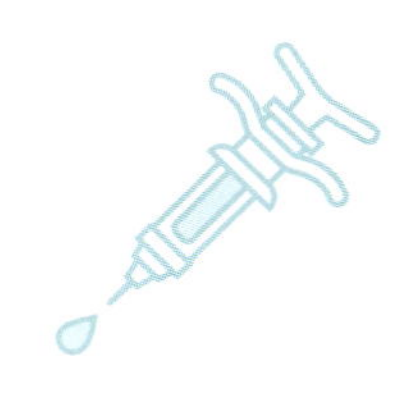

A 局所麻酔の重要性

患者が歯科治療に対してもっているイメージは、「痛い」「怖い」が圧倒的に多く、なかでも特に局所麻酔注射を怖がる患者は多くいます。局所麻酔が十分に効いていなければ、痛がって必要な治療ができなかったり、治療時間が延長したりするので、「痛くなくてよく効く局所麻酔」は歯科治療以前の重要な基本手技です。もし局所麻酔注射そのものが痛くなくて麻酔がよく効き、その後の治療も痛くなければ患者の歯科治療に対する従来のイメージが変わり、担当医の信頼度もアップするでしょう。

上手な局所麻酔とは、①局所麻酔注射そのものが痛くない、②麻酔効果が確実で治療中の痛みがない、③局所麻酔による局所的、全身的トラブルを起こさない、の３点が揃った麻酔です。後述するさまざまな鎮静を併用する際も、除痛の要は局所麻酔の確実な奏効であり、痛みを感じさせないことで鎮静効果を維持できます。

B 局所麻酔に用いる器材

1．注射器

手動式と電動式があり（図１）、手動式注射器には、浸潤麻酔用と伝達麻酔用の２種類があります。伝達麻酔用の注射器のプランジャー（ピストン）の後端には、プランジャーを引いて陰圧をかけて血液の逆流の有無をみるために指輪が付いています。

電動注射器は注入速度や注入圧を調節できるため、注射時の疼痛が軽く、また術者の手指が疲れにくいという利点があります。やや高価ですが、ぜひ揃えておきたい器材です。

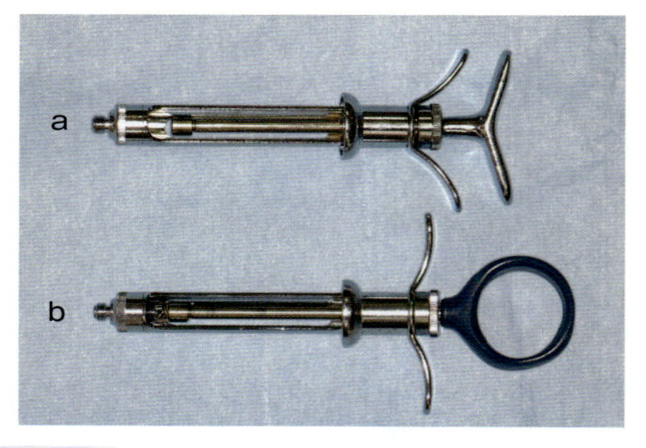

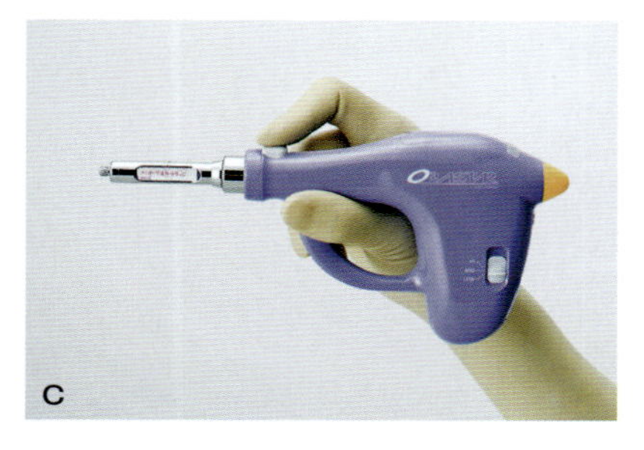

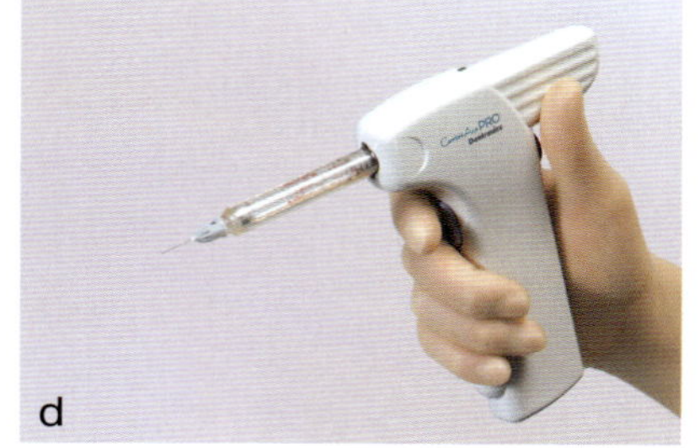

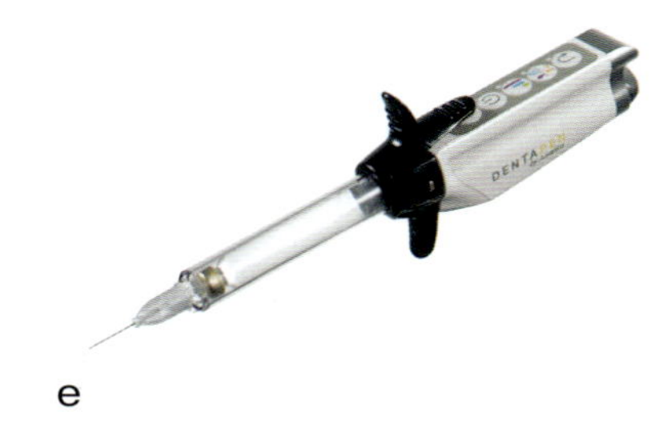

図１　局所麻酔に用いる注射器
a：手動式注射器（浸潤麻酔用）　b：手動式注射器（伝達麻酔用）　c：電動式注射器（オーラスター／株式会社ジーシー昭和薬品）
d：電動式注射器（カートリーエース・プロ／株式会社デントロニクス）　e：電動式注射器（デンタペン／日本歯科薬品株式会社）

2. 注射針

伝達麻酔用注射針（27G：G はゲージと読み、針の外径の大きさを表す単位）と浸潤麻酔用注射針（30、31、33、35G）があります。数字が大きいほど針は細くなります（図２）。注射針の基部に針先のベベル（カット面）の向きを示すマークが付いています。注射時にはこのカット面が下を向くように注射すると、針先が骨膜下に入りやすく、局所麻酔薬が骨側に拡がるので麻酔が効きやすくなります（図３）。

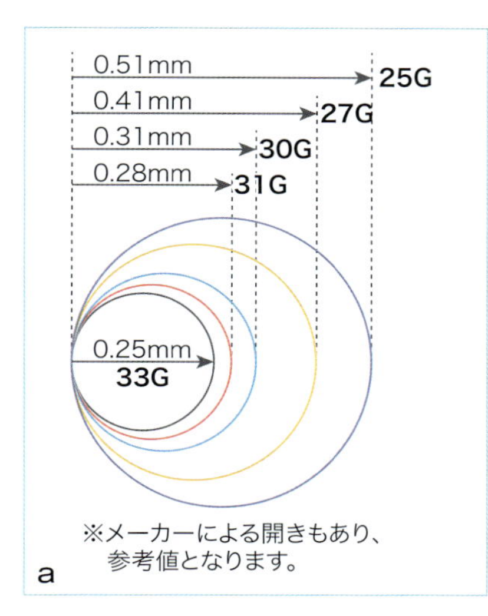

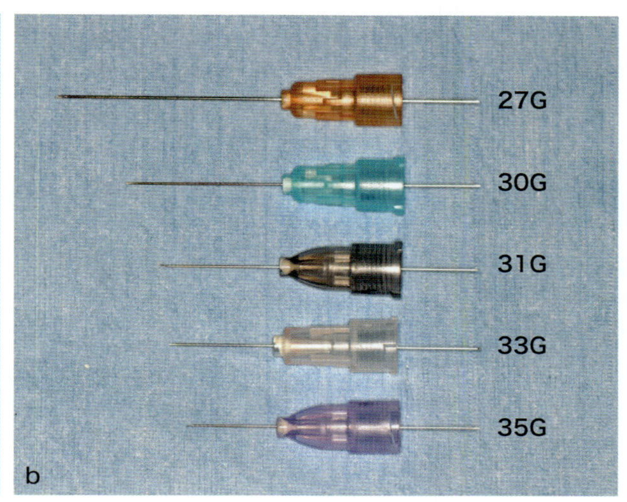

図２　局所麻酔用注射針
a：注射針の太さ（参考値）　b：27G 針は伝達麻酔用。それ以外は浸潤麻酔用

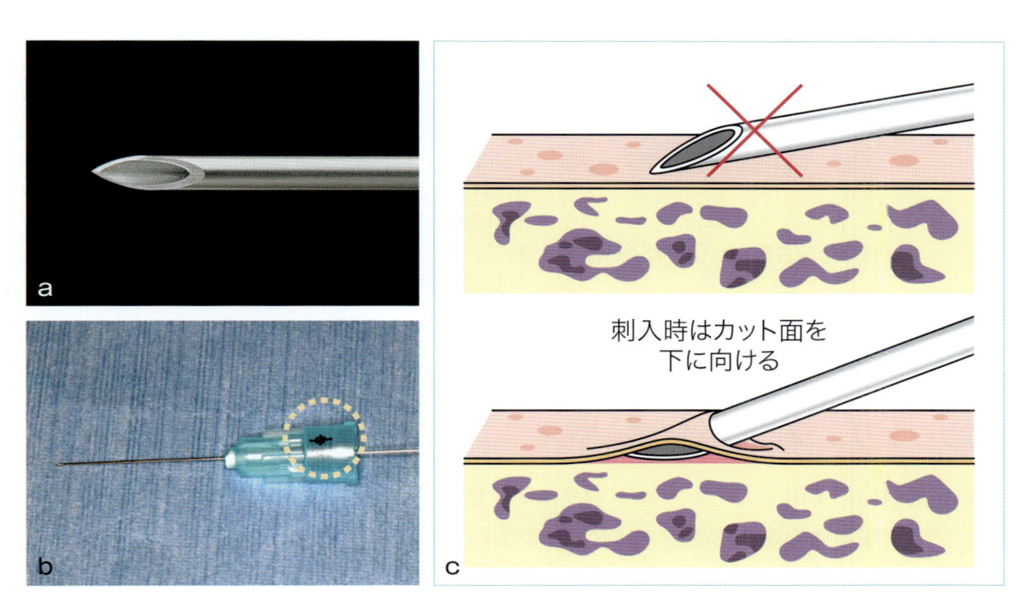

図３　針先のカット面と注射の向き
a：針先のカット面　b：カット面の向きを示すマーク　c：カット面が上を向くと局所麻酔薬は上に向かいやすい（上段）。カット面が下を向くと骨膜下に入りやすく、局所麻酔薬が骨側に拡がりやすい（下段）

C 局所麻酔で使用される薬剤

1. 局所麻酔薬

1）表面麻酔薬

局所麻酔注射刺入時の除痛目的で粘膜表面に表面麻酔を施します（表1）。

商品によって麻酔薬の濃度が異なり、またゼリー状、ゲル状、テープとタイプも異なりますが、厳密な使い分けに悩む必要はありません。商品によってはフルーツの香りのするものがあり、小児の麻酔によく用いられています。局所麻酔薬のなかでは、化学構造上、注射用よりもむしろ表面麻酔薬でアレルギーを起こす可能性があります。

表1 歯科用表面麻酔薬の例

商品名	組成	特徴・使用法
ハリケインゲル歯科用 20% ジンジカインゲル 20% ビーゾカイン歯科用ゼリー 20%	20% アミノ安息香酸エチル	軟膏やゼリー状で、小綿球や綿棒などで刺入箇所へ塗布する。フルーツやミントなどの香りがついている
プロネスパスタアロマ	10% アミノ安息香酸エチル 1% テトラカイン塩酸塩 1% ジブカイン塩酸塩	フルーツの香りで麻酔薬の苦みを感じにくい。チューブから小綿球や綿棒を使って塗布する
コーパロン歯科用表面麻酔液6%	6% テトラカイン	7mm ほどのスポンジにあらかじめ薬液が吸収されており、ピンセットで取り出し塗布する
ネオザロカインパスタ	25% アミノ安息香酸エチル 5% テーカイン	フルーツの香りで麻酔薬の苦みを感じにくい。ノズルの先が細くなっており適量を調整して塗布する
ペンレステープ 18mg	リドカイン 18mg（貼付シート）	本来は皮膚貼付用で粘膜用ではないが、麻酔効果が高いので臨床ではよく用いられている。5×5mm 程度の大きさにカットし、台紙から剝がして刺入箇所に1分間貼る

2）注射用局所麻酔薬（カートリッジ）

現在、日本で販売されている歯科局所麻酔薬カートリッジ製品は7種類8製品です（表2）。麻酔効力の強さおよび組織浸透性の面からみて、リドカイン製品が歯科用局所麻酔薬のなかでは最もよく効くと考えてよいでしょう。

カートリッジには局所麻酔薬以外に、添加物として血管収縮薬や防腐薬（パラオキシ安息香酸メチル：メチルパラベン）、酸化防止薬（ピロ亜硫酸ナトリウム）が含まれています。血管収縮薬は、血管を収縮させて出血を抑え、また局所麻酔薬の吸収を遅らせて麻酔効果持続時間を延ばす目的で配合されています。スキャンドネストは局所麻酔薬単味で添加剤は含まれていません。

カートリッジの保管は「凍結を避けて15℃以下に保存」とされており、冷蔵庫で保管します。また歯科用局所麻酔薬はすべて劇薬指定されているため、ほかの薬剤と区別して保管する必要があります。

表2　歯科用局所麻酔薬製剤一覧

一般名	商品名	麻酔効力	持続時間	血管収縮薬および濃度	添加剤
リドカイン塩酸塩	キシロカインカートリッジ	2	中程度	アドレナリン（1/8万）	ピロ亜硫酸ナトリウム
	キシレステレンA注射液	2	中程度	アドレナリン（1/8万）	乾燥亜硫酸ナトリウム
	オーラ注カートリッジ 1.8mL，1.0mL	2	中程度	アドレナリン酒石酸水素塩（1/7.3万）	ピロ亜硫酸ナトリウム
	エピリド配合歯科用カートリッジ	2	中程度	アドレナリン（1/8万）	ピロ亜硫酸ナトリウム
プロピトカイン塩酸塩	歯科用シタネスト-オクタプレシンカートリッジ	1.5	中程度	フェリプレシン（0.030単位／mL）	パラオキシ安息香酸メチル
メピバカイン塩酸塩	スキャンドネストカートリッジ	1.5	短時間	なし	なし
アルチカイン塩酸塩（※）	セプトカイン配合注カートリッジ	2	中程度	アドレナリン酒石酸水素塩（1／10万）	ピロ亜硫酸ナトリウム

※2024年9月に医薬品として薬事承認

Point 解説

局所麻酔薬アレルギー症状

まれに局所麻酔薬アレルギー症状を呈する患者がいますが、添加物であるメチルパラベンが原因物質であることが多いとされています。そのため近年は、ほとんどの局所麻酔薬にメチルパラベンは含まれておらず、現在はシタネスト-オクタプレシンのみに含まれています。このメチルパラベンは、軟膏や化粧品、歯磨剤等にも含まれ、こういったものにかぶれる場合はシタネスト-オクタプレシンを避けたほうがよいでしょう。

2. 局所麻酔薬の使い分け

治療内容（所要時間、観血的処置か否か）、患者の有する全身疾患によって局所麻酔薬を使い分けます。

観血的処置の場合には、麻酔効果が強く、また出血量減少の目的で血管収縮作用の強いアドレナリン含有のキシロカイン、エピリド、オーラ注などが使用されることが多く、出血を伴わず治療時間も短い場合は、血管収縮剤（アドレナリン）を含まないスキャンドネストを選択してもよいでしょう。

3. 健康な成人および小児の麻酔薬の最大使用量

局所麻酔薬の最大使用量は、局所麻酔薬とアドレナリンの量によって規定されます（表3）。

健康な成人では、リドカインはアドレナリン添加で1.8mL カートリッジ換算で約14本が許容されます[1)]。一方アドレナリンは、日本麻酔科学会の医薬品ガイドライン[2)]では、筋肉注射の場合の使用基準として300～500μgで、安全のために低く見積もって200μg とすると、1.8mL カートリッジ換算で約9本となります。シタネスト - オクタプレシンもほぼ同数です。実際の診療でこれほどの量を使用することはないでしょう。

小児の局所麻酔の最大使用量については、従来は複雑な計算が必要でしたが、近年、患児の体重が6kg 増えるごとにカートリッジを半分ずつ増やす方法（HC/6ルール）が提唱されました[3)]。

表３　局所麻酔薬の最大使用量（カートリッジ本数）

<table>
<tr><th>一般名</th><th>商品名</th><th>健康成人</th><th>小児
（文献３）</th><th>循環器疾患患者</th></tr>
<tr><td>アドレナリン添加
リドカイン</td><td>キシロカイン
キシレステシンＡ注射液
オーラ注</td><td>8～10本</td><td rowspan="3">HC（Half Cartoridge）/6ルール
体重6kg ごとに最大量を半カートリッジ増量する
※全局所麻酔薬に共通

体重
6～12kg　0.5本
13～19kg　1.0本
20～26kg　1.5本
37～42kg　3.0本
（概ね11歳）</td><td>日常生活に支障なし：2本
日常生活に支障あり：1本</td></tr>
<tr><td>フェリプレシン添加
プロピトカイン</td><td>シタネスト - オクタプレシン</td><td>8～10本</td><td>日常生活制限あり：3本
※「キシロカイン 0.5ct」＋「シタネスト 0.5c」も可
※４本以上は冠動脈収縮のおそれあり</td></tr>
<tr><td>メピバカイン</td><td>スキャンドネスト</td><td>4～6本</td><td>明らかではない</td></tr>
</table>

4．全身疾患がある場合の麻酔薬の選択と最大使用量

全身疾患がある場合の局所麻酔薬の選択と使用量は、アドレナリンの作用が及ぼす影響によります。アドレナリンは血圧、心拍数の上昇をきたすので、高血圧症、虚血性心疾患、脳血管障害などの心血管系疾患と甲状腺機能亢進症（アドレナリンの交感神経刺激により血圧、心拍数が上昇しやすい）の場合に問題となります。これらの疾患を有する患者の場合、アドレナリン添加製剤の使用を避けるか、注入量を制限して用います。

１）循環器疾患がある場合

循環器疾患があっても、日常生活に制限のない患者では、注射時に痛みを与えないという前提で、カートリッジ２本分のアドレナリンは循環動態に大きな影響は与えないとされています[2)]。日常生活に制限がある患者の場合は、アドレナリン添加製剤は１本にとどめるかシタネスト - オクタプレシンを使用します。

観血的処置の際に出血の少ない術野で手術したい場合には、アドレナリン添加局所麻酔薬を選択しますが、アドレナリン量を減らす目的でアドレナリン含有製剤のカートリッジを半分量、アドレナリン非含有のシタネスト - オクタプレシンをカートリッジ半分量注射してもよいでしょう。この場合、局所麻酔薬は合計１カートリッジ分、アドレナリンはカートリッジ半分量が注射されたことになります。局所麻酔薬、血管収縮薬の相互作用はなく、２種類の局所麻酔薬を同時に注射することに問題はありません。

2）糖尿病がある場合

アドレナリンは血糖値を上昇させる作用があるため、理論的にはアドレナリン添加製剤は糖尿病患者では避けたほうがよいとされますが、血糖値上昇は臨床的に問題となるほどではありません。

3）冠動脈疾患がある場合

シタネスト - オクタプレシンが血圧、心拍数に与える影響は小さいのですが、４本以上で冠動脈（心臓自体を栄養する動脈）が収縮しますので、心臓への血流が減少し、虚血性疾患である狭心症や心筋梗塞を引き起こすおそれがあります。このため冠動脈疾患を有する患者には３本までにとどめておくことが勧められています[2)]。

4）服用薬剤との関係

高血圧症などに使用される降圧剤である非選択的β遮断薬（プロプラノロール）や、パーキンソン病、うつ病などに使用されるMAO阻害薬や抗精神病薬などは、アドレナリンとの相互作用により異常高血圧などを引き起こすおそれがあるため、アドレナリン添加局所麻酔薬は慎重投与となっています。全身疾患、局麻アレルギーの既往があって血管収縮薬や添加物の影響を避けたい場合は、短時間作用ですが、局所麻酔薬単味のスキャンドネストを用いるとよいでしょう。

Point
解説

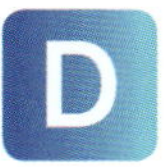

積極的歯科治療を避ける循環器疾患

- **狭心症：初回発作後１か月以内は歯科治療を避けます。**
- **心筋梗塞：発症１か月以内は、再梗塞、再発作の危険性が高く[4, 5)]、２か月以内は歯科治療を避けます。**
- **心筋梗塞治療直後は抗血栓薬を2、3剤服用していることがあり、観血的処置では止血への配慮が必要です。局所麻酔下での比較的短時間で侵襲の小さい歯科治療であれば、２か月経過すれば歯科治療を行なってよいと考えられます[6, 7)]。**

歯科治療時には、①事前に内科主治医への対診（発症時期、冠動脈への治療内容、現在の投薬内容・心機能、など）、②術中・周術期のモニタリング、③身体的、精神的リラクゼーション、④短時間、低侵襲の治療とする、⑤酸素、持病薬などの準備、⑥長時間の処置、埋伏歯の抜歯やインプラント埋入などの侵襲の大きな処置は高次医療機関に紹介する、ことなどが重要です。

D　局所麻酔の実際

局所麻酔法として以下の３種類があります。

①表面麻酔：粘膜表面に塗布する方法。

②浸潤麻酔：組織内に注射をして周囲組織への浸透による方法。針の刺入位置による各種の注射法があります。

③伝達麻酔：神経の中枢側（下歯槽神経の場合は下顎孔周辺）に麻酔薬を注射し、末

梢側の支配領域を麻酔する方法。浸潤麻酔に比較して少量の麻酔薬で広範囲、長時間の除痛効果があります。

日常臨床の主力である浸潤麻酔は、さまざまな部位から局所麻酔薬を組織内に注入します（図4）。注入された局所麻酔薬は、粘膜や骨組織から歯根膜、根尖部に浸潤して治療部位の除痛効果を発現します（図5）。施行時に「痛くなく」、治療時に「しっかり効く」ポイントを紹介し、伝達麻酔の方法についても後述します。

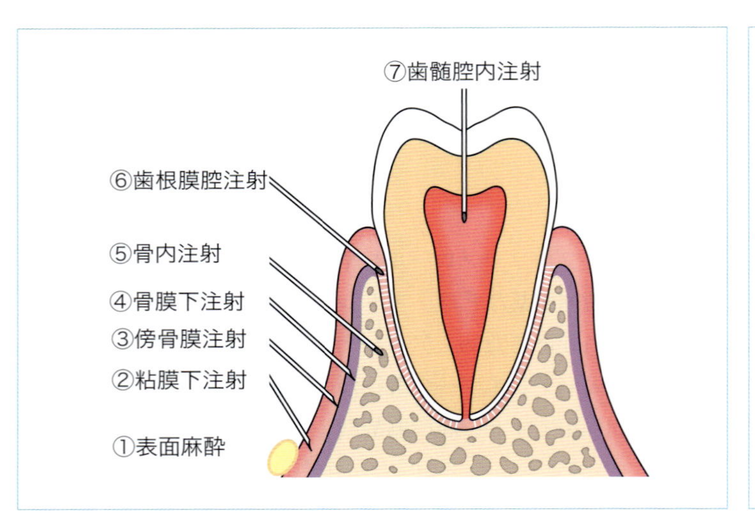

図4　各種麻酔時の注射針の刺入位置
①表面麻酔　②粘膜表面から浅い位置　③骨膜近くの骨膜より浅い位置
④骨膜より深部で骨膜と骨の間　⑤皮質骨を穿孔し、注射針を骨髄内に刺入
⑥歯根膜腔内に注射　⑦露髄させて歯髄内に直接注射

①歯肉頬移行部
骨膜→皮質骨→骨髄→根尖部
②歯間乳頭部
a　骨小孔
→歯根膜
→根尖部
b　乳頭部歯肉
→歯頚部歯根膜
→根尖部

図5　局所麻酔薬の通過経路

1. 痛くない浸潤麻酔のポイント

局所麻酔の痛みの要因は、1）注射針による組織破壊、2）局所麻酔薬注入による組織内圧の上昇、3）局所麻酔薬の温度、4）患者の心理状態の4つです。

1）注射針による組織破壊の痛み（＝注射針の太さが影響）

注射針が細いほど組織破壊が小さいため、痛みが軽いことは明らかです。しかし細い針を使っても、強い圧で急速に注射すると痛みが強くなりますので、細い注射針ほどゆっくりと注入することが大事になります（図6）。

同じ圧力なら、径が細いほど流出スピードは速い

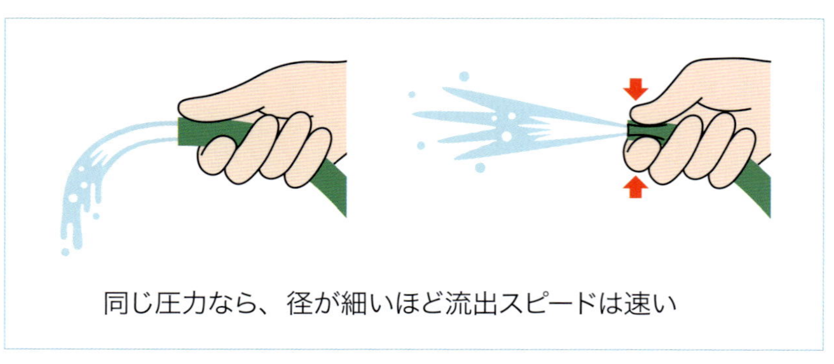

図6　注射針の径と流出スピードの関係

PART 1
局所麻酔

2）局所麻酔薬注入による組織内圧の上昇（＝組織の硬さ・密度と注入スピードが影響）

局所麻酔薬注入により組織内圧が上昇することも痛みの要因です。いきなり付着歯肉や歯間乳頭部、口蓋粘膜などの硬い歯肉に注射すると痛みが強いため、まず可動粘膜（変形して圧が緩衝される部位）である歯肉頬移行部に注射します（図7）。

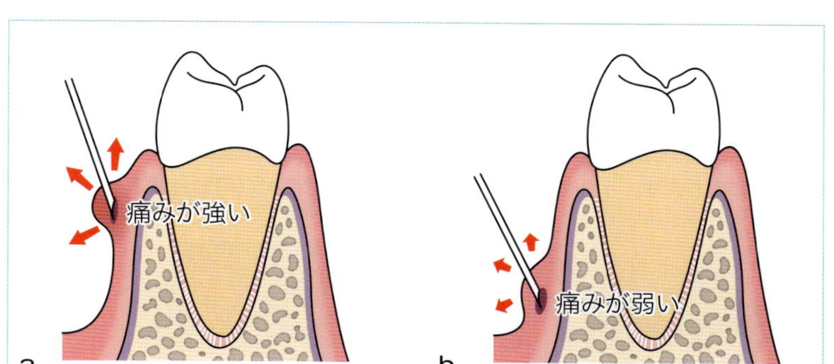

図7　最初の刺入は可動粘膜部へ
a：付着歯肉。組織が硬く圧が上がるので痛みが強くなります
b：可動粘膜部（歯肉頬移行部）組織が軟らかく粘膜が変形して圧が緩衝されるので痛みが弱くなります

3）局所麻酔薬の温度

麻酔薬の温度が体温から大きく離れていると痛みとして感じやすくなります。冷蔵庫から出してきたばかりの冷えたカートリッジを使用せず、室温に戻してからか、体温程度に温めて注射すると痛みが軽く感じられます。

4）患者の心理状態

緊張、不安、恐怖が強いと痛みを強く感じることは心理学的にも明らかになっています。できるだけ痛くないように配慮していることを伝え、いきなり注射するのではなく「今から注射しますのでチクッとしますよ」と伝えて心の準備をさせてから注射します。黙っていきなり注射する「不意打ち」は痛みが強くなります。

COLUMN

麻酔効果のピーク

麻酔効果がピークになる時間についての研究[8]（図8）によれば、上顎中切歯で麻酔のピークは10分後で、約30分間ピークが持続します。このことを考えると、皮質骨が厚く、注射部位から歯髄までの距離が遠い下顎大臼歯では、さらに多くの量を注射し、長く待つことが必要なことがわかります。

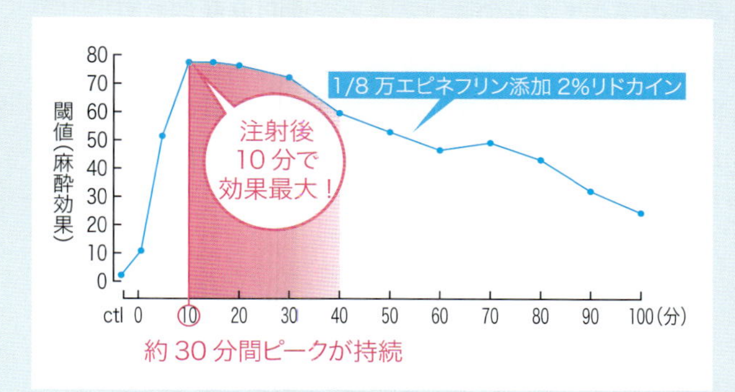

図8　局所麻酔後の疼痛閾値の経時的変化（文献8を基に作成）
上顎中切歯の根尖相当部に2%キシロカイン0.5mLを注射

➲ 痛くない浸潤麻酔の手順

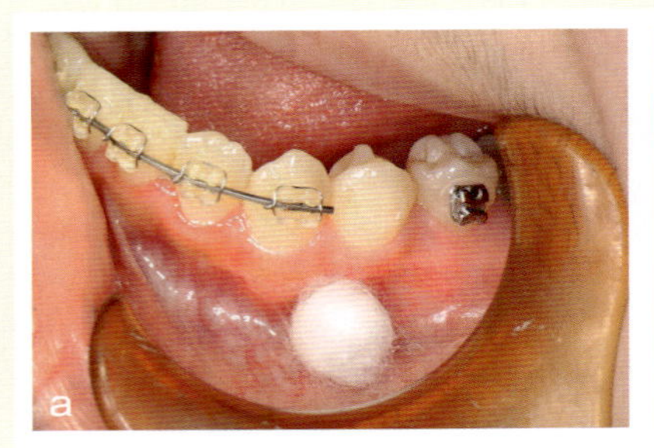

a：綿球で表面麻酔薬を塗布

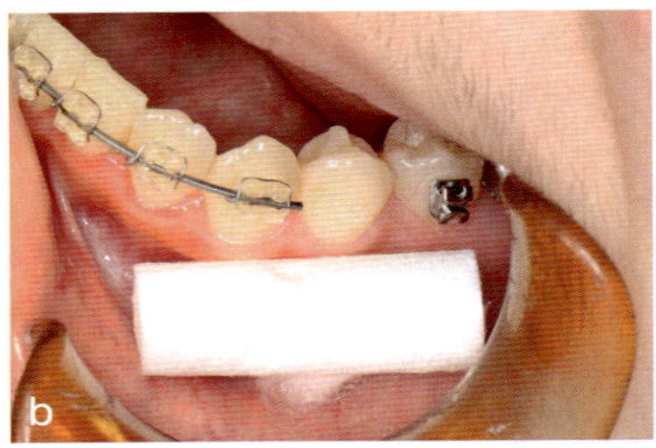

b：防湿して3分待ちます

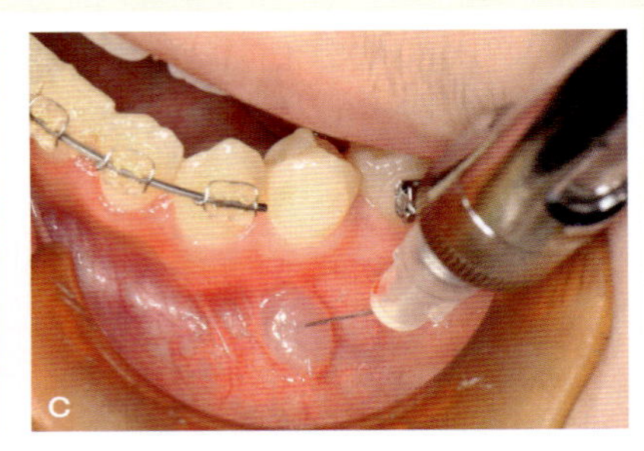

c：粘膜直下に注射（可動粘膜下 1mm 1/4ct を 30 秒で）

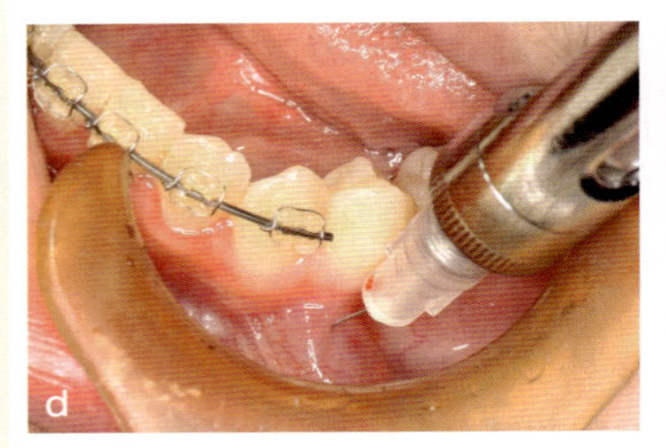

d：3分後に骨膜下に注射（1ct を 2 分で）

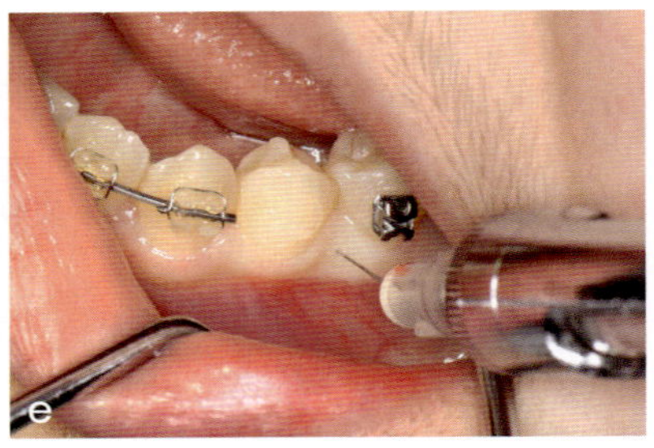

e：頬側歯間乳頭部に注射して、舌側乳頭部にも効かせます

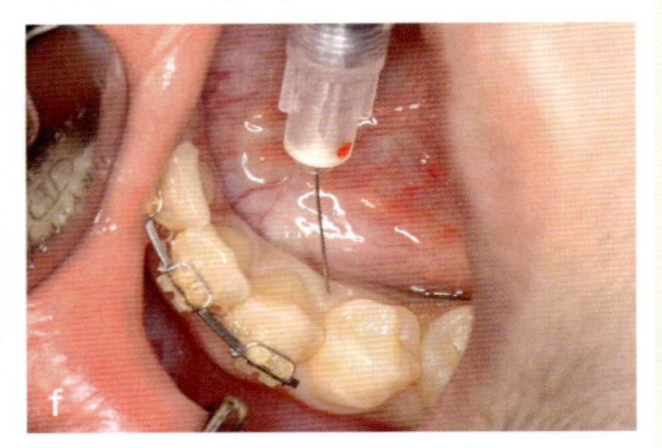

f：舌側歯間乳頭部から舌側歯肉に麻酔範囲を広げます

図9　痛くない浸潤麻酔の手順

❶ 十分な説明とコミュニケーション

不安、緊張があると痛みに敏感になりますので、十分なコミュニケーションでリラックスさせて患者の不安・緊張をなくすことが重要です。

❷ 表面麻酔の使用

歯肉を乾燥させて表面麻酔薬を置き、防湿して最低3分間待ちます（図9 a、b）。

表面麻酔薬を1分間置くと、粘膜表面から2mm程度の深さまで麻酔されることが歯科麻酔学の臨床研究で明らかになっています[9]。このため、表面麻酔が十分に効いていれば最初の注射針の深さが粘膜表面から2mm 以内であれば注射は痛くありません。

❸ 注射針の刺入、薬液の注入

注射針がスムーズに粘膜表面を貫通するように粘膜を緊張させて、可動粘膜部（歯肉頬移行部）の粘膜直下（1mm 程度の深さ）に刺入し、粘膜表面に半球状の膨疹（ぼうしん）をつくるようにゆっくりとカートリッジ 1/4程度を注射します（図9 c）。最初の注射は直下の骨膜を麻酔するためと考えます。

刺入時、注入時には患者の表情を観察しながら、強い圧をかけずにできるだけゆっくり注射します。適切な注入スピードを表す表現として「1 drop per second（1秒1滴）」という言葉があり、歯科麻酔学の臨床研究では、1.8mL のカートリッジ1本を2分かけて可動粘膜に注入するとほとんど痛くないとされています[10]。

手指で注入スピードや注入圧を調節しにくい場合は、電動注射器を使用します。患者の痛みが軽く、術者の疲労も小さくなります。

❹ 傍骨膜（骨膜上）に注射したあと、しばらく待って骨膜下に注射

粘膜直下に注射したあとさらに3分待って、刺入部直下の骨膜まで局所麻酔薬が浸潤して骨膜が麻酔されてから、深部に針を進めて骨膜下にゆっくりと注射します（図9 d）。骨膜は局所麻酔薬浸潤の妨げとなるので骨膜下注射のほうが高い麻酔

効果が得られます。

❺ 注射終了後10分以上待って処置開始

骨膜下注射後、局所麻酔薬が骨内に浸潤し、根尖周囲に到達するまで最低でも5分は待ちます。この間、顔色、意識レベル、呼吸、皮疹などにも注意を払います。

頬側皮質骨の厚さと、皮質骨の頬側表面から歯根までの距離によって、局所麻酔薬が根尖に到達する時間と麻酔薬の量が異なりますので、前歯部と臼歯部では注入量も待ち時間も当然異なります（図10）。

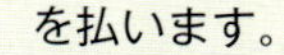

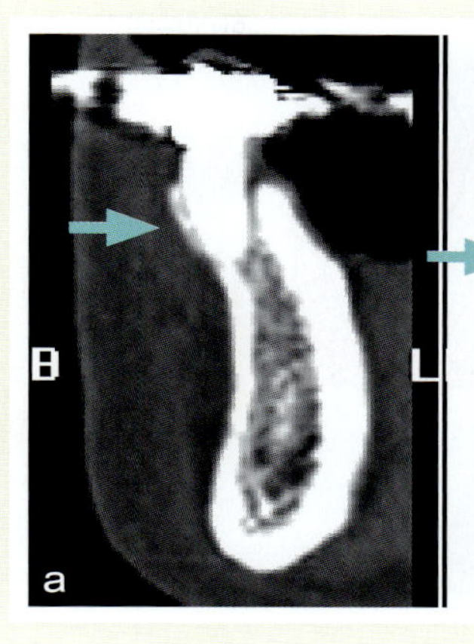

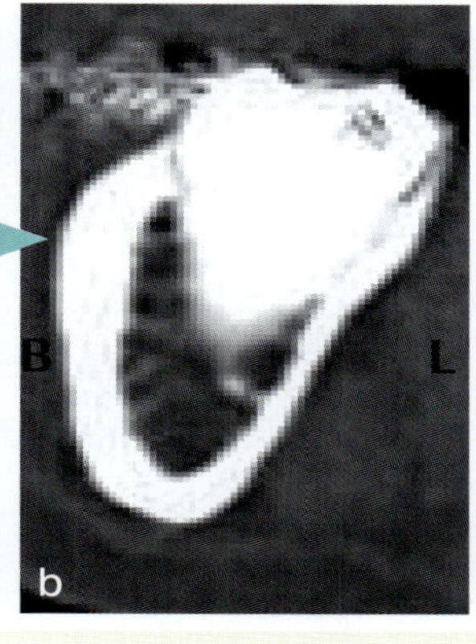

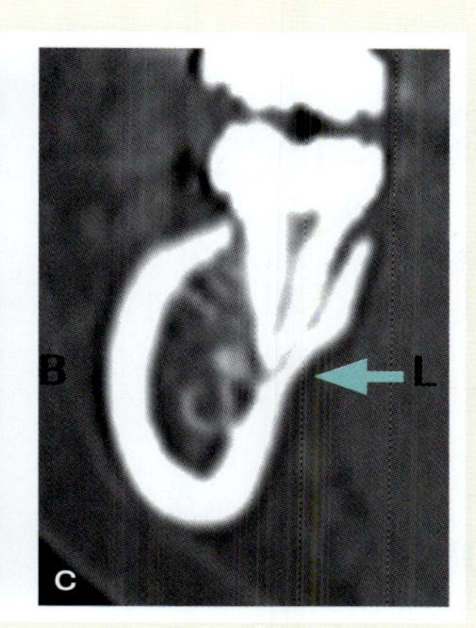

図10　下顎骨と下顎大臼歯根尖の位置関係
下顎大臼歯部の頬側皮質骨は他部に比べて非常に厚い
a：下顎小臼歯部の皮質骨の厚さ　b：下顎大臼歯部の皮質骨の厚さ　c：下顎大臼歯部の根尖は舌側に位置

❻ 抜歯の場合には舌側（口蓋側）歯肉にも注射

保存処置の場合は根尖部が麻酔されればよいので、唇（頬）側への注射だけですが、抜歯の場合は口蓋側あるいは舌側歯肉への注射も必要です。すでに麻酔が効いている唇側（頬側）の歯間乳頭部から舌側歯間乳頭部へ抜けるように刺入して、口蓋側、舌側を麻酔すると痛くありません（図9 e、f）。

❼ 歯根膜腔注射も効果あり

抜歯の際には、歯根膜腔注射も有効です（図11）。歯根膜腔注射は、抜歯窩の血流が減少するためドライソケットを引き起こすという意見がありますが、統計的に有意にドライソケットの発生率が上がるというエビデンスはありません。また筆者の経験でもドライソケットの発生率が高いという印象はありません。ただし、抜髄や根管治療などの保存的治療時に歯根膜腔注射をすると歯根膜炎を起こして痛みが長く続きますので、保存治療時には歯根膜腔注射をしてはいけません。

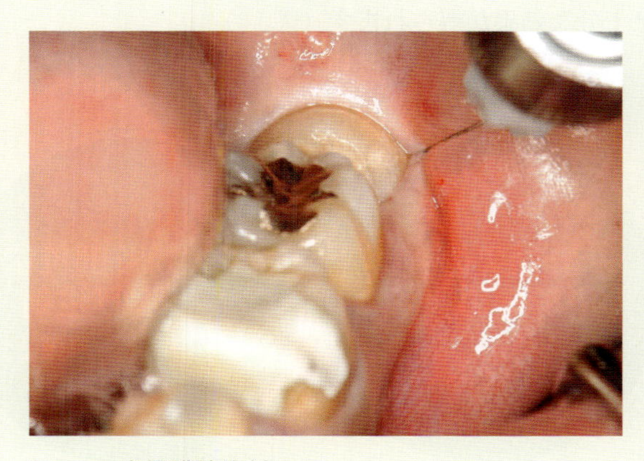

図11　歯根膜腔注射
保存治療の場合は歯根膜注射は禁忌です。強圧が必要なので電動注射器を使ったほうがよいでしょう。歯根膜腔に確実に刺入するために33Gまたは35Gを用います

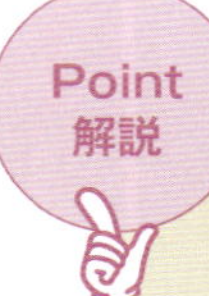

Point 解説

広い範囲を麻酔するときは「尺取り虫注射法」

広い範囲を麻酔する必要がある場合、注射により生じた粘膜の膨隆や白く色が変わった部分の辺縁部分のすでに麻酔の効いている範囲内に注射を繰り返し、徐々に麻酔範囲を拡げていきます（筆者はこの方法を「尺取り虫注射法」と呼んでいます）（図12）。このようにすると、痛みは最初の刺入の1回だけで済みます。

その１回目が表面麻酔が効いていて痛くなければ、局所麻酔注射が全く痛くないことになります。刺入点が多いと局所麻酔薬が漏出するのでよくないという意見もありますが、33Gや35Gの細い注射針なら漏出は少なくなります。

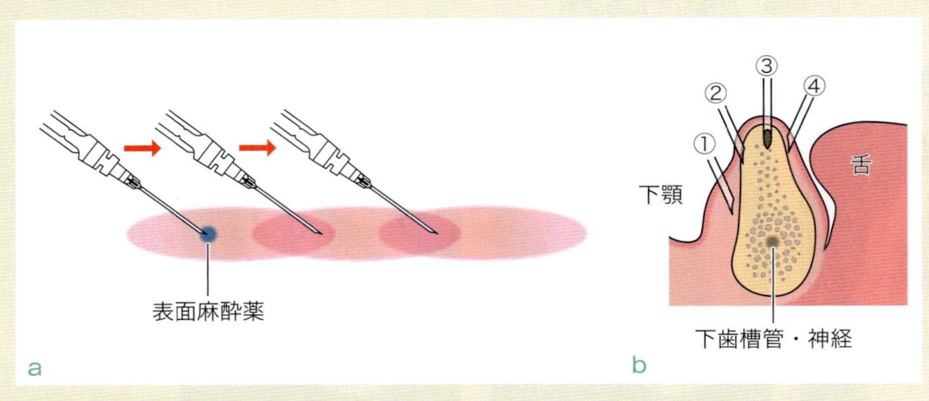

図12　広い範囲への麻酔の注射法
a：麻酔の効いた範囲の端に次の注射をします　b：aの方法で頬側から舌側に範囲を広げます

2. しっかり効く浸潤麻酔のポイント

しっかり効かせる要因は、局所麻酔薬の効力、注射部位、注入量、奏効までの時間、などです（図13、表4）。これまでに述べた手順で「麻酔効果の強い局所麻酔薬を」「よく効く場所に」「たっぷり注射して」「じっくり待つ」のがポイントです。

効力の強い局所麻酔薬を選択し、治療歯の部位や治療内容に応じた量を注入すると通常は十分な効果が得られます（図14）。

麻酔効果の強い
麻酔薬の選択
キシロカイン>シタネスト
>スキャンドネスト
よく効く部位に
たっぷり注射
処置内容、上顎／下顎に
よる使い分け
最低でも５分以上は…
じっくり待つ。最初に
きちんと効かせる

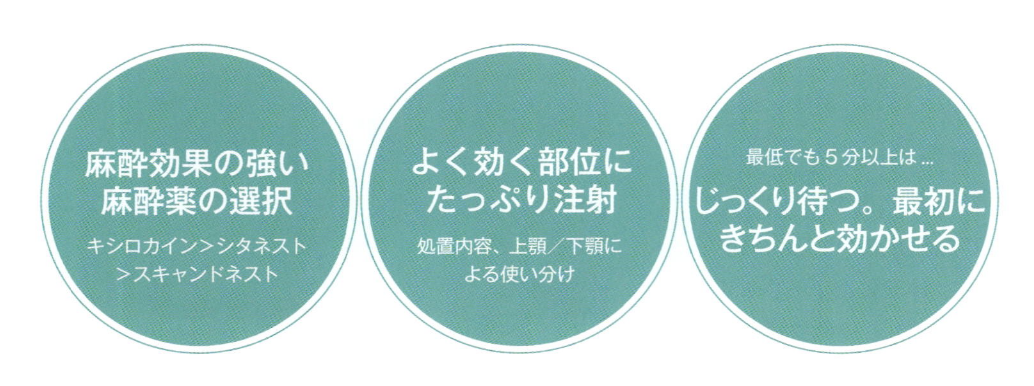

図13　浸潤麻酔をしっかり効かせるポイント

表4　局所麻酔をしっかり効かせるための要件（文献11を基に作成）

要件	詳細
① 局所麻酔薬の選択	・麻酔効果の強い局所麻酔薬を選択する キシロカイン＞シタネスト-オクタプレシン＞スキャンドネスト
② 注射部位	・効果的な場所に注射する（図14） ・下顎大臼歯は頬側皮質骨が厚いため、下顎大臼歯保存処置では頬側乳頭部へも注射する
③ 注射量	・十分な量を注射する ・下顎大臼歯根尖は舌側に位置するため、下顎大臼歯抜歯では頬側注入量の増量が必要
④ 効果発現時期	効果発現までしっかり待つ。注射終了から10分、少なくとも5分は待つ。
⑤ 最初によく効かせる	治療途中で痛みを感じると、痛みに対してより敏感になっていく
⑥ 骨内麻酔をする（図15）	浸潤麻酔と伝達麻酔がどうしても効かない場合に行う
⑦ 患者の心理状態	不安や緊張は痛みを感じやすくするため、患者への声かけでリラックスさせる

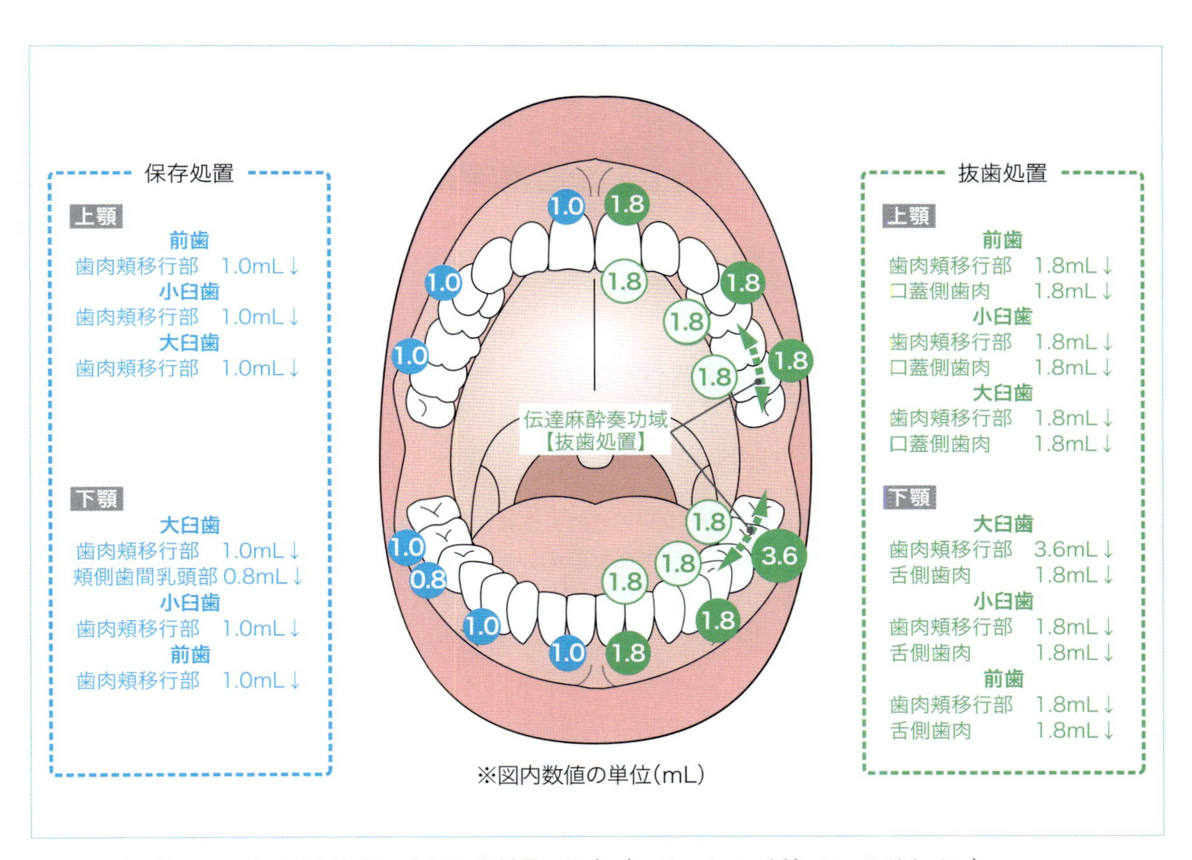

図14　効果的な浸潤麻酔注射部位と必要な注射量の目安（アドレナリン添加2% リドカイン）

3. 浸潤麻酔のみで奏効不良の場合

炎症のある部位や骨硬化部位は、浸潤麻酔のみでは奏効不良の場合があります。そのような場合には、浸潤麻酔の追加を繰り返していたずらに局所麻酔薬の量を増やすのではなく、伝達麻酔を行います。循環器疾患の患者の場合に、追加注射でアドレナリンが限界量を超えるときはシタネスト - オクタプレシンに切り替えます。

また、浸潤麻酔、伝達麻酔がどうしても効きにくい場合は、骨内麻酔を用いると奏効することもあります。ラウンドバーで、頬側歯肉上から皮質骨を貫通し歯槽部骨髄に至る小孔を穿ち、浸潤麻酔注射針を歯肉から骨髄内に刺入し、歯根を損傷しないように隣在歯との治療する歯の歯根の間の歯槽部を穿孔して注射します（図15）。

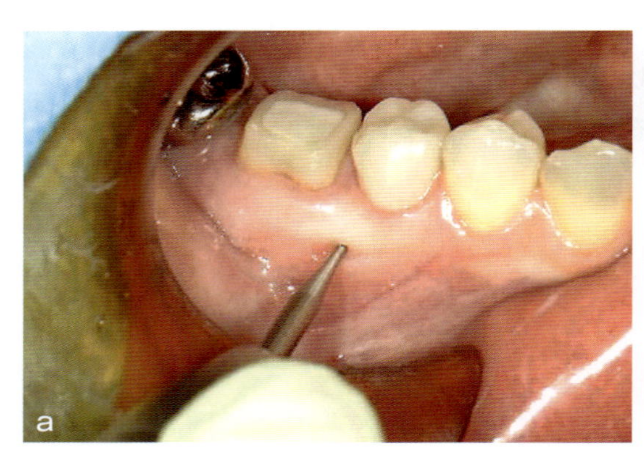
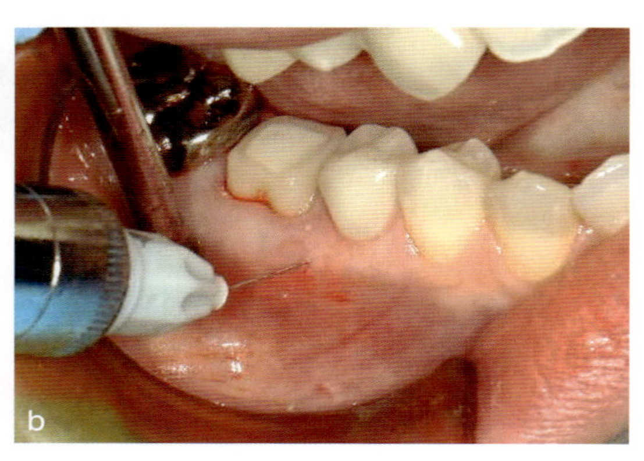

図15　**骨内麻酔**
a：歯根を損傷しない位置でラウンドバーで頬側皮質骨を穿孔します
b：穿孔部から注射針を骨髄内に刺入し、局所麻酔薬を注射します

COLUMN

注射針の破折

最近の学生教育では注射針の破折を防ぐために針を曲げないで注射するよう指導されていますが、実際の臨床では注射針の基部から曲げて角度をつけたほうが注射しやすい部位があります。一度曲げた針を元に戻したり、再度曲げたりすると破折しやすくなりますが、現在の製品は品質向上により一度曲げた程度で破折することはありません。

4. 伝達麻酔

神経の中枢側に局所麻酔薬を注射して末梢からの痛みの伝導を中枢側で遮断し、その神経の末梢側の支配領域を麻酔する方法が伝達麻酔です。見えない深い場所への注射のため敬遠されがちですが、浸潤麻酔が奏効しにくい部位、深さ、範囲の処置時に、少量で長時間（3～4時間）の麻酔効果が得られ、また浸潤麻酔を何度も追加するより少ないアドレナリン量で済む利点があります。日常の歯科臨床では、上顎には上顎結節注射法、下顎には下顎孔注射法のみで十分です。

伝達麻酔の利点と敬遠されがちな理由、主な適応と禁忌を示します（表5）。

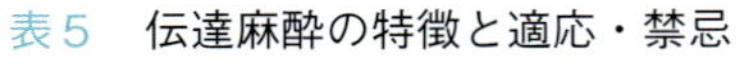

表5　伝達麻酔の特徴と適応・禁忌

主な適応	上顎	・複数の上顎臼歯の同時治療 ・上顎洞瘻孔閉鎖術 ・上顎洞底挙上術（サイナスリフト）	下顎	・浸潤麻酔が効かない歯髄処置 ・広範囲な歯周外科手術 ・複数のインプラント埋入 ・大臼歯の歯根嚢胞や顎骨嚢胞の摘出術 ・急性症状の強い膿瘍の切開
利点	・麻酔範囲が広い ・麻酔持続時間が長い（3～4時間） ・刺入点が少ない ・歯髄、歯肉に炎症があっても効きやすい ・局所麻酔薬の量が少なくすむ			
敬遠される理由	・深く刺入するので術者が怖い ・注射針が長いので患者が怖がる ・舌神経損傷のおそれがある ・血管内注入のおそれがある ・効果が不確実なことがある ・麻酔範囲が広くなり不快感がある ・麻酔持続時間が長くなり不快感がある			
禁忌	・抗血栓薬服用患者 ・血友病など出血傾向のある疾患患者 ※深い場所への刺入となるため、出血の確認や止血が困難			

1）上顎結節注射法

上顎神経の後上歯槽枝が上顎結節後面から上顎洞内に入り、上顎臼歯部の歯髄、歯肉、歯槽骨、上顎洞粘膜の一部を支配していますので、上顎結節後面に注射することで、この支配領域が麻酔されます（図16）。

主に二通りの注射法がありますが、どちらの方法も伝達麻酔用の注射器を用い、注射針は30G浸潤麻酔用を根元で折り曲げて使用しています。注入前に吸引を行って血液の逆流がないことを確認します（図17）。

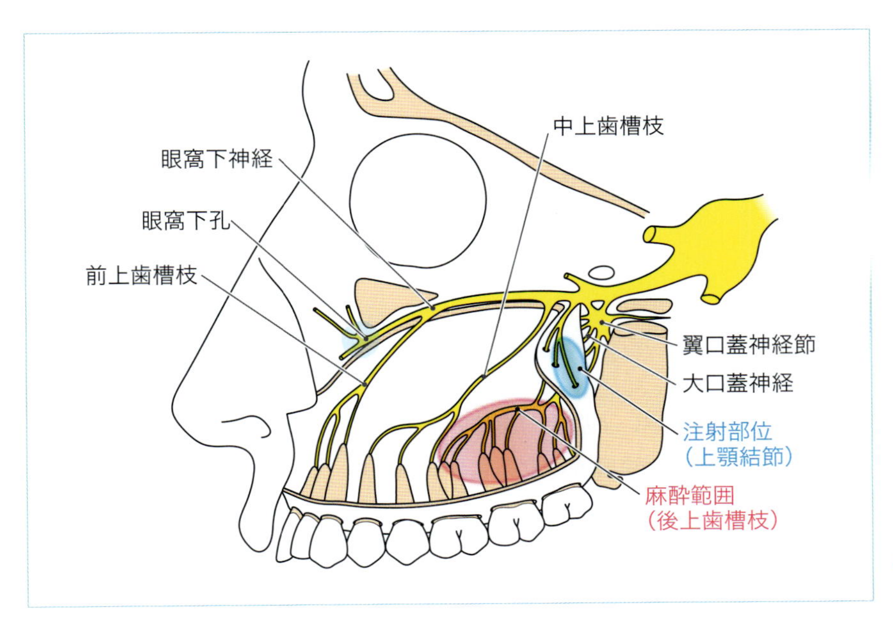

図16　上顎歯の神経支配
上顎結節注射により上顎臼歯部を麻酔する

上顎結節注射の手順

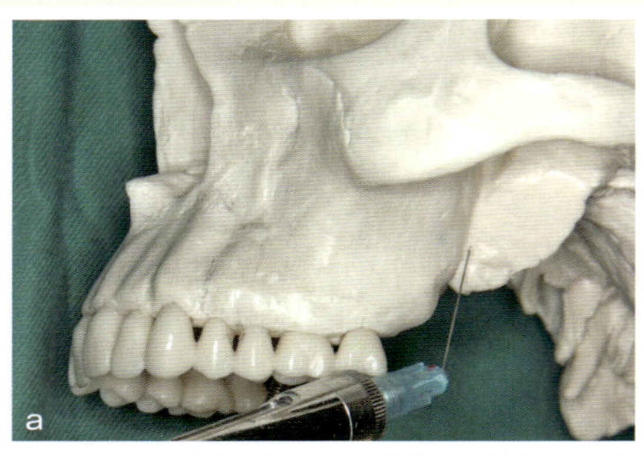

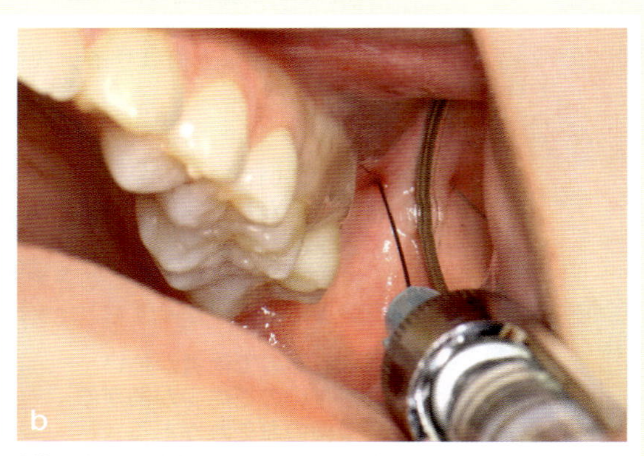

a、b：第二大臼歯の後方、上顎結節部の歯槽堤の頬側の付着歯肉と頬粘膜の移行部から上方へ、上顎骨後面に沿うように 20mm 程度刺入して 1.8mL を注射します

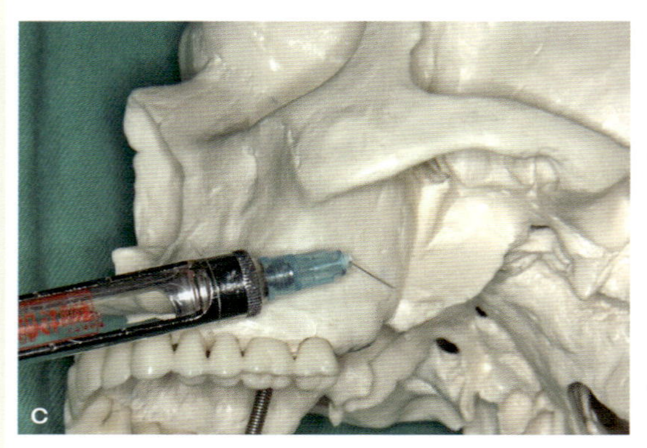

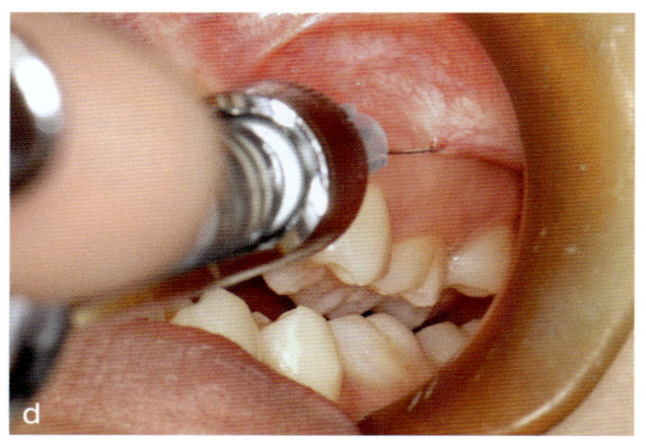

c、d：上顎歯肉頬移行部の高さで、前方から上顎結節後方を狙って 20mm 程度刺入し、1.8mL を注射します

図 17　上顎結節注射法

❶ 上顎結節部の歯槽堤頬側より

第二大臼歯の後方、上顎結節部の歯槽堤の頬側の付着歯肉と頬粘膜の移行部（図17 a、b）を刺入点として、30G の浸潤麻酔注射針を曲げて、歯冠側から上方に向けて上顎骨後面に沿うように 20mm 程度刺入して注射します。

❷ 上顎歯肉頬移行部の高さより

上顎歯肉頬移行部の高さで、前方から上顎結節後方を狙って刺入し注射します（図17 c、d）。インプラント治療前の上顎洞底挙上術も、この伝達麻酔と臼歯部の歯肉頬移行部の浸潤麻酔で行うことができます。

2）下顎孔注射法

下顎歯の歯髄や歯周組織の炎症が強い場合、皮質骨が厚い下顎大臼歯部の治療や埋伏智歯の抜歯、顎骨嚢胞の摘出など、日常臨床で下顎孔伝達麻酔は上顎よりも適応症例が多く、習得しておきたい手技です（図18）。

➲ 下顎孔注射の手順

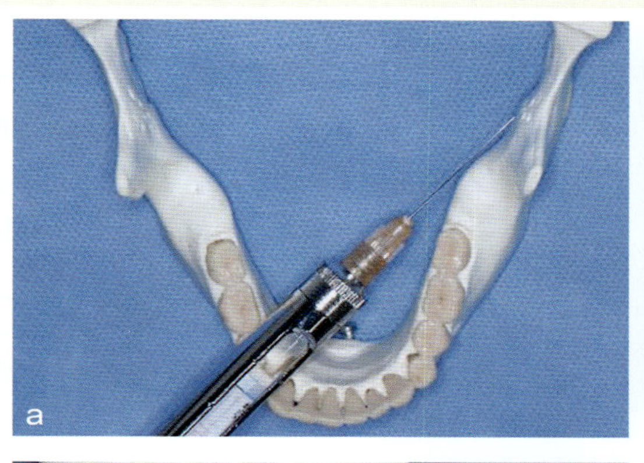

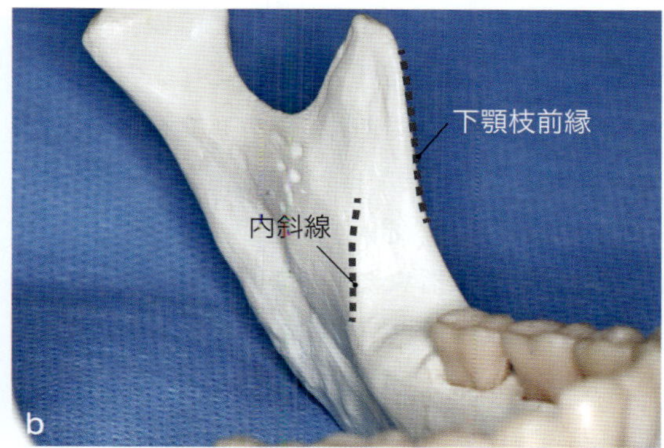

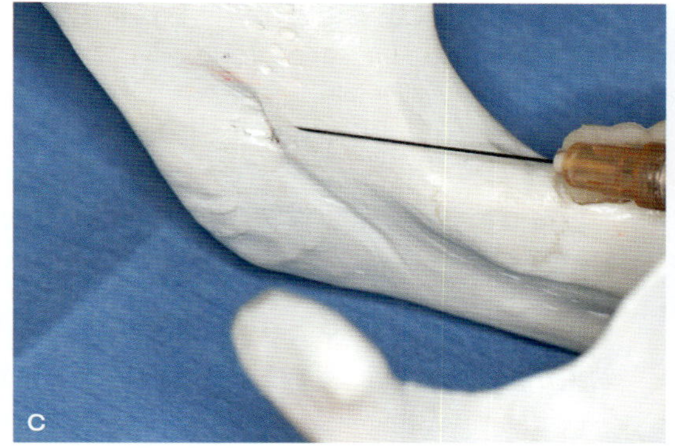

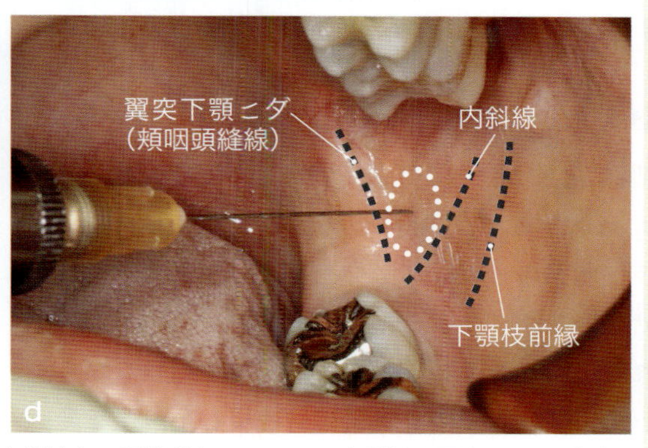

a：刺入時は、反対側の第一、第二小臼歯付近から　b：内斜線と下顎枝前縁　c、d：内斜線と翼突下顎ヒダ（頬咽頭縫線）の中央で、溝状に窪んでいる部分の咬合平面から 10mm 上方の位置

図 18　下顎孔注射法

❶ 注射器、注射針

血管内刺入の有無の確認が必要なため、プランジャー後端に指輪のついた吸引可能な伝達麻酔用注射器を使用します。注射針は27G・30mm の伝達麻酔用針を用います。

❷ 刺入時の開口量

大きく開口させると刺入点から下顎孔までの距離が短くなるので、注射しやすくなります。しかし大開口時には舌神経が引き伸ばされて下顎枝に押し付けられ、注射針が当たって損傷を受けやすくなります。大開口でなければ、舌神経に針が当たっても逃げる余裕があるために損傷を受けにくく、筆者は刺入点を決定する際に一度大開口させて、実際に刺入する際には少し閉じてもらっています。

❸ 刺入角度

刺入角度が浅く下顎枝の内面と平行に近くなると、針先が骨面に当たらず下顎孔よりも後方にいきやすくなります。下顎枝内面の骨面に到達しやすいように角度を大きくとって、下顎の反対側の第一、第二小臼歯付近から咬合平面に平行に刺入します（図18 a）。角度が小さすぎると内側翼突筋に注射することになって、開口障害を生じることがあります。

❹ どこを狙うか

下顎孔伝達麻酔は、実際には下顎孔周辺、翼突下顎隙への浸潤麻酔のため、必ずしも下顎孔や下歯槽神経そのものを狙う必要はありませんが、針先が下顎孔に近いほど効果発現が早く、麻酔効果が大きく、また持続時間も長くなります。

刺入点付近に表面麻酔をした後、開口してもらい、下顎枝前縁、内斜線を手指で確認して、内斜線と翼突下顎ヒダ（頬咽頭縫線）の中央で溝状に窪んでいる部分の咬合平面から10mm上方の位置に刺入します（図18 c、d）。

刺入点決定の際に指やミラーで頬粘膜を外側に強く引っ張ると、刺入点が外側へ移動するので引っ張りすぎないように注意します。

無歯顎の場合には顎間皺襞の最深部を刺入点とします。刺入点が低すぎると舌のみが麻酔されます。

❺ 刺入の深さ

刺入粘膜面から下顎孔までの距離は15～20mmですので、注射針の2/3程度まで進めて下顎枝内側面の骨表面に針先を軽く当てます。ここまで進めて骨に当たらない場合は角度が浅いので、それ以上は針を進めずに、少しずつ注射しながらいったん粘膜直下まで針先を引き戻して角度を変えて再刺入します。

❻ 注入量

まずプランジャーを引いて血液を吸引しないことを確認して注入します。血液を吸引する場合は、少し針先を戻して再度吸引し、血液が吸引されないことを確認してから注射をします。翼突下顎隙の容積は約2mLなので、カートリッジ１本（1.8mL）で十分です。抵抗なくスムーズに注入できる場合は、注射針の先端が翼突下顎隙内にありますが、やや抵抗がある場合は針先の位置が悪く、翼突内側筋内にあることが考えられますので刺入し直しましょう。

❼ 注射後の処置

局所麻酔薬の拡散を促して効果の発現を早めるために、4、5回大きく開閉口運動をしてもらいます。麻酔効果は通常3～4時間持続します。麻酔効果が消失する前に食事を摂ると、誤って感覚のない下唇、舌を誤咬するおそれがあるので、麻酔が切れてから食事をするように指示します。

COLUMN

針先を骨面に当てるか？ 当てないか？

針先を骨に当てると尖った針先のめくれを引き起こし、針を引き抜く際にトラブルを起こしやすいので、骨には当てないという考え方もあります。しかし、針先が下顎枝内面の骨に触れていると、麻酔薬は下顎枝内側面の骨表面に沿って拡散して下顎孔に到達しやすくなります。その場合、効果発現が早くなり、希釈されにくいので麻酔効果も良好です。

筆者は、軽く下顎枝内面の骨に触れたところから少し戻して注射しています。

3）近位伝達麻酔法による下顎孔注射法

従来法による舌神経損傷を回避し、また歯科医師の苦手意識が解消される近位伝達麻酔法が近年提唱されています[12]。この方法は30Gの浸潤麻酔用の注射針を用い、粘膜面から10mm程度の深さで、内斜線のわずかに舌側、後方に注射します（図19）。注射針の深度が深くないため、術者の恐怖心が小さくなり注射しやすくなります。内斜面のすぐ後方の位置、粘膜面から10mm程度の深さで十分効果があり、また刺入が浅いので舌神経を損傷しにくいという利点があります。

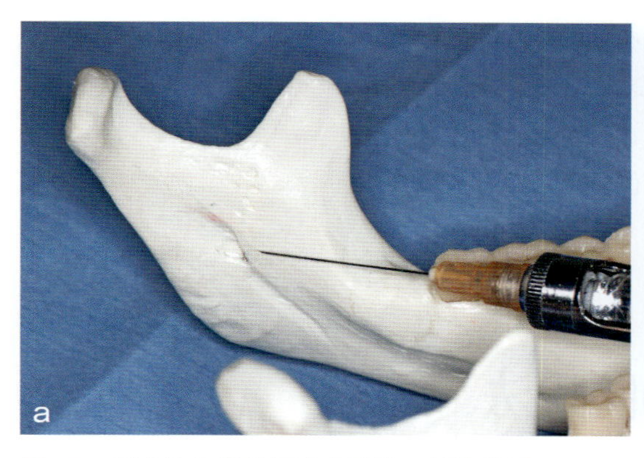
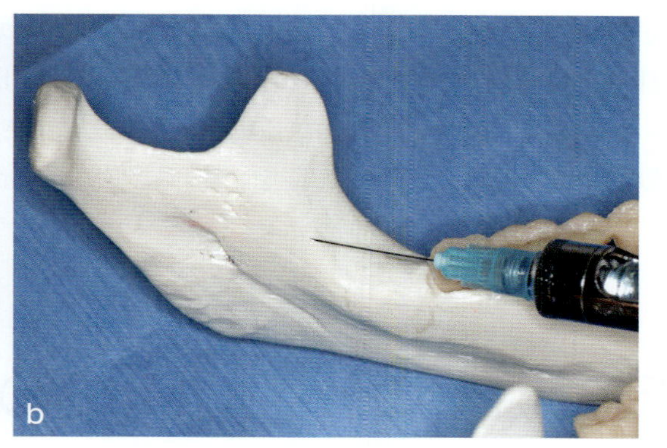

図 19　従来法と近位伝達麻酔法の刺入位置
a：従来法　b：近位伝達麻酔法

4）下顎孔伝達麻酔が効かない理由

a．注入部位が下顎孔から離れている（伝達麻酔が効かない場合に最も頻度が高い）

①深く刺入しすぎて下顎枝後縁付近に達している

下顎孔より後方に注射すると、水平位では下顎枝後縁側に麻酔薬が貯留しますので、麻酔効果が上がらないばかりではなく、一過性の顔面神経の麻痺を起こすことがあります。

②内側すぎて内側翼突筋内に注入している

針先が翼突内側筋内にある場合は、翼突下顎隙にある場合よりも注入時の抵抗が大きくなります。また局所麻酔薬が筋肉内にとどまり麻酔効果が上がらず、内側翼突筋の損傷により治療後の開口時痛や開口障害を生じることがあります。

b．注入量が少ない

注射した麻酔薬は翼突下顎隙内に拡散するので、注入量が少ないと希釈されて麻酔効果発現が遅かったり、効果不十分になりやすくなります。翼突下顎隙の容積（約2mL）に合わせてカートリッジ1本（1.8mL）を注入します。

c．解剖学的に下顎孔周囲に障壁となる靭帯がある

下顎孔周辺には蝶下顎靭帯が付着していますが、付着様式にはバリエーションがあり、蝶下顎靭帯が下顎後縁まで広く付着しているタイプが約60％です（図20）。

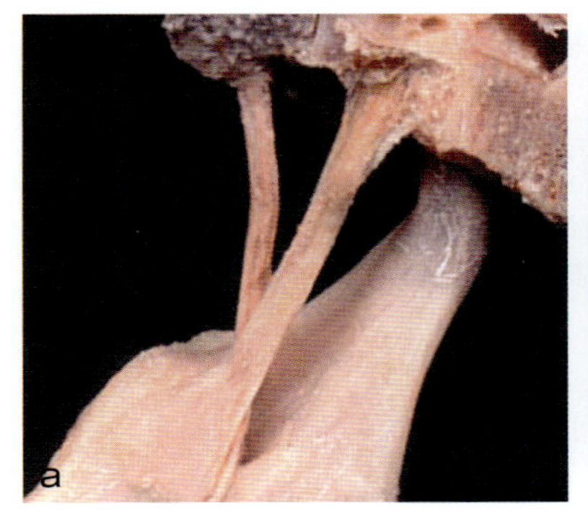
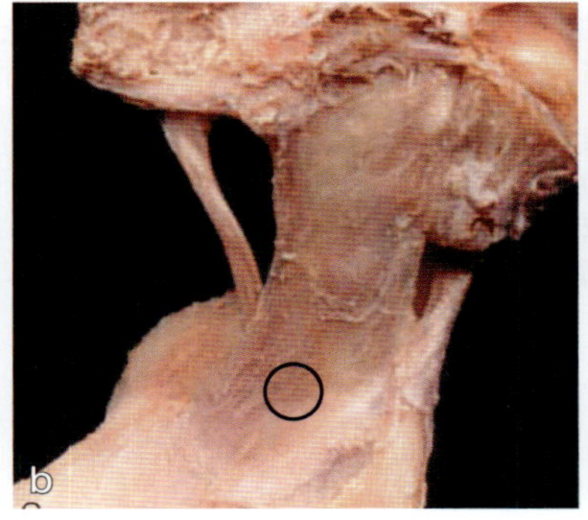
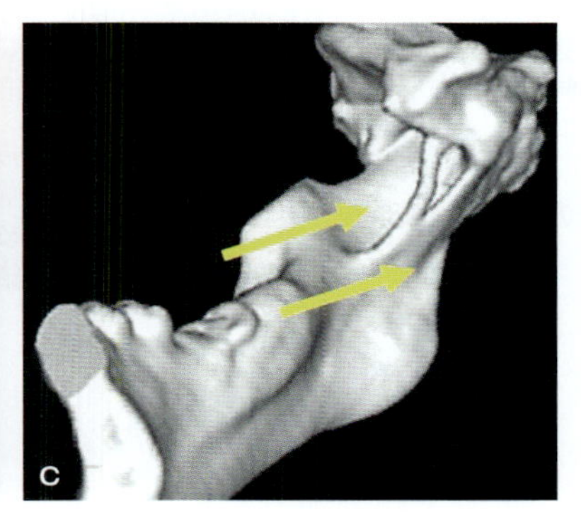

図 20　蝶下顎靭帯の付着様式による麻酔効果（文献 13 より転載）
a：蝶下顎靭帯が下顎小舌に限局され、局所麻酔薬が下顎孔周辺に浸潤しやすいタイプ　b：下顎枝後縁まで広範に付着し、局所麻酔薬が下顎孔周辺に浸潤しにくいタイプ（約 60%）。（〇は蝶下顎靭帯に覆われた下顎孔）　c：蝶下顎靭帯の大きさにかかわらず、針先を骨面に軽く当てると局所麻酔薬は下顎孔に到達しやすくなります（上の矢印）。蝶下顎靭帯が大きい場合、針先が骨面から遠いと蝶下顎靭帯が妨げとなり麻酔が効きにくくなります（下の矢印）。刺入時には反対側小臼歯方向から下顎咬合平面の 1cm 上を意識することで、b タイプの付着であっても針先を骨に当てやすくなります

このような症例では、靭帯によって下顎孔が後方まで広く覆われているために、翼突下顎隙内に注射された局所麻酔薬が下顎孔や下歯槽神経に到達しにくく、奏効不良となります。靭帯の付着様式を口腔内から認識することはできませんが、針先を軽く下顎枝内面の骨面に当てると、針先は確実に蝶下顎靭帯より骨側にあることになり、麻酔が効きやすくなります[13)]。

E 局所麻酔注射のトラブルとその防止法、対応

教科書には多くの局所麻酔注射による局所的トラブルが記載されますが、ここでは実際の臨床で頻度の高いもの、重篤なものに絞っています。

局所麻酔時の局所的トラブルは下顎孔伝達麻酔が主な原因で、合併症、防止法、対策を表6に示します。神経障害が問題になりやすいですが、伝達麻酔による舌神経麻痺の発生頻度は0.04％程度[14)]とされていて、正確な手技と解剖の知識があれば高率に発生するものではありません。また下唇の麻痺も、オトガイ孔の位置とオトガイ孔から出たあとのオトガイ神経の走行についての正しい知識があれば発生しにくくなります。

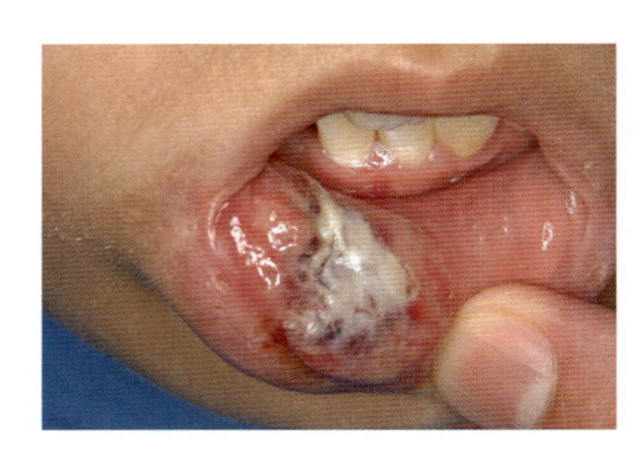

図21　小児の浸潤麻酔後の咬傷

表6　局所麻酔時のトラブルと防止法、対策

トラブル	防止法、対策、治療など
注射部位の疼痛、潰瘍	刺入部の消毒、強圧で注入しない、同一部位に何度も注射しないことで防げる。１週間程度で自然治癒するため、処置の必要はない
血腫、内出血、出血斑	抗血栓療法患者、血友病患者などの出血傾向のある患者には伝達麻酔を行わない。7～10日程度で自然吸収され消失する
咬傷	麻酔が切れてから食事するよう指示する。特に小児では、浸潤麻酔でも保護者に十分説明する（図21） 7～10日程度で自然治癒するため、処置の必要はない
神経障害 （舌、下唇の知覚麻痺）	下顎孔伝達麻酔時の舌神経損傷、浸潤麻酔時のオトガイ神経損傷で起こる。ビタミン B_{12} 製剤、ATP 製剤を投与する。2～3か月程度で回復することが多い
神経障害 （顔面神経麻痺）	伝達麻酔時に、針先が下顎孔より後方に行き過ぎた場合に起こる。一過性で、局所麻酔の効果消失とともに麻痺も消失する
注射針の破折、組織内迷入	注射針を何度も曲げたり戻したりした場合や、注射中に患者が不意に大きく動いた場合に起きやすい。 ・針を根元まで刺入しない（基部より5mm 程度手前まで） ・完全に組織内に迷入した場合は口腔外科専門医に抜去を依頼する

（堀之内康文）

文献

1） D. Deluke, D. Cannon, C. Carrico, B. Ellen Byrne, Daniel M. Laskin: Is Maximal Dosage for Local Anesthetics Taught Consistently Across U.S. Dental School? A National Survey. J Dent Educ. 2018; 82(6): 621-624.
2） 日本麻酔科学会：医薬品ガイドライン（第３版第４訂），2019.　〈https//anesth.or.jp/users/person/guide_line/medicine〉
3） 一杉　岳, 佐々木　亮, 塚本真規, 横山武志：小児歯科治療における局所麻酔薬の最大推奨要領への新提案　「HC/6 ルール」. 日歯麻誌, 2023；51（1）：19-23.
4） 日本循環器学会、日本心臓病学会：2022 年改訂版「非心臓手術における合併心疾患の評価と管理に関するガイドライン」.〈https://www.j-circ.or.jp/cms/wp-content/uploads/2022/03/JCS2022_hiraoka.pdf〉
5） Livhits M，Ko CY，Leonardi MJ，following recent myocardial; Zingmond DS，Gibbons infarction. Ann Surg.　MM，de Virgilio C.　: Risk, 2011; 253（5）:857-864.
6） 丹羽　均：心筋梗塞発作後６カ月（あるいは３カ月）は、歯科治療禁忌という基準は意味があるか．日歯麻誌，2002；30（1）：92-94.
7） 日本歯科麻酔学会：虚血性心疾患患者に対する安全な歯科治療に関するステートメント（2022 年７月 21 日策定）.〈https://kokuhoken.net/jdsa/publication/file/guideline/statement_safe_dentaltreatment.pdf〉
8） 岡安　徹，野口いづみ，笹尾真美，雨宮義弘：エチドカインの口腔内浸潤麻酔効果の歯髄診断器を用いた検討　―リドカインおよびプロピトカインとの比較―．歯薬療法，1993；12（1）：33-38.
9） 安藤崇仁，下尾嘉昭，中里政司，吉田久博：局所麻酔剤の槽部注射時痛に対する既存口腔用表面麻酔剤の除痛効果．日病薬師会誌，2010；46（6）：780-782.
10） 仲西　修，石井聡一，平川輝行，坂本英治，石川敏三ほか：浸潤麻酔時の麻酔薬注入速度（注入／注入時間）と，表面麻酔の影響．日歯麻誌，1996；24（1）：50-54.
11） 日本歯科麻酔学会：安全な歯科局所麻酔に関するステートメント，2019.　〈https//kokuhoken.net/jdsa/publication/statement_list.html〉
12） 高杉嘉弘：合併症を起こさない局所麻酔　ー下歯槽神経近位伝達麻酔法の理論と実際ー．日歯医師会誌，2000；53（5）：419-424.
13） 一戸達也，上松博子，井出吉信：臨床家のための解剖学 Lecture 6 局所麻酔と解剖学．歯界展望，医歯薬出版，2010；115（6）：1068-1073.
14） 斉藤一彦，渡辺　潔，馬越誠之，比留間信行，重松可明ほか：下顎孔伝達麻酔の合併症に関する検討．日歯麻誌，1992；20（3）：514-520.

F 局所麻酔の症例、利用場面

当院（松山中平歯科クリニック）でのインプラント埋入手術における局所麻酔症例を紹介します。

1）治療概要

患者は71歳女性で、全身疾患もなく常用薬もありませんでした。上下顎の臼歯部欠損に対して、プロポフォールによる意識下鎮静でのインプラント６本を埋入後、即日上部構造を装着（暫間歯）する計画としました（図22）。

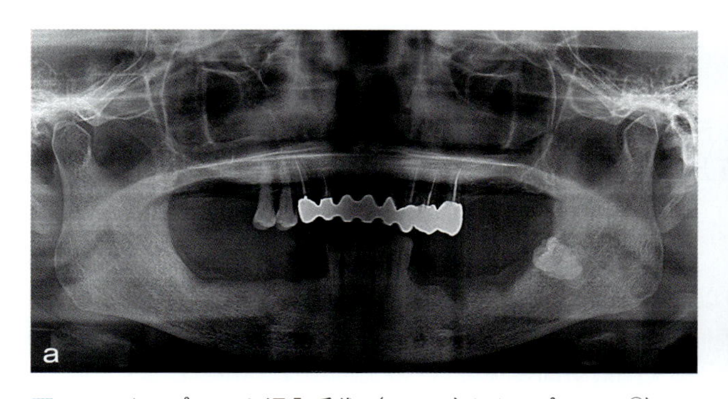

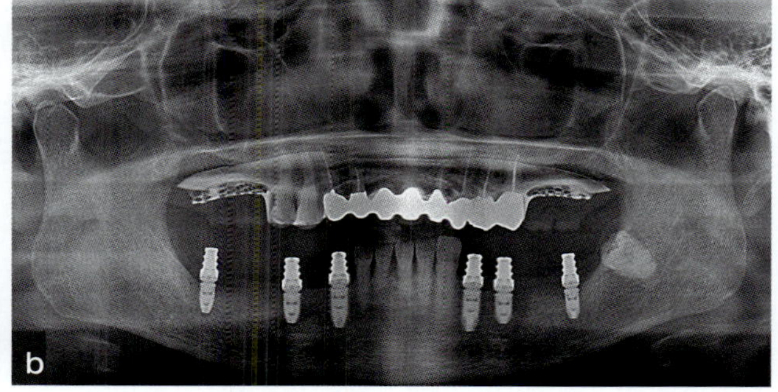

図 22　インプラント埋入手術（ワンデイインプラント®）
a：術前　b：術後　手術時間２時間 12 分

CASE 1

意識下鎮静でのインプラント治療（図 23）

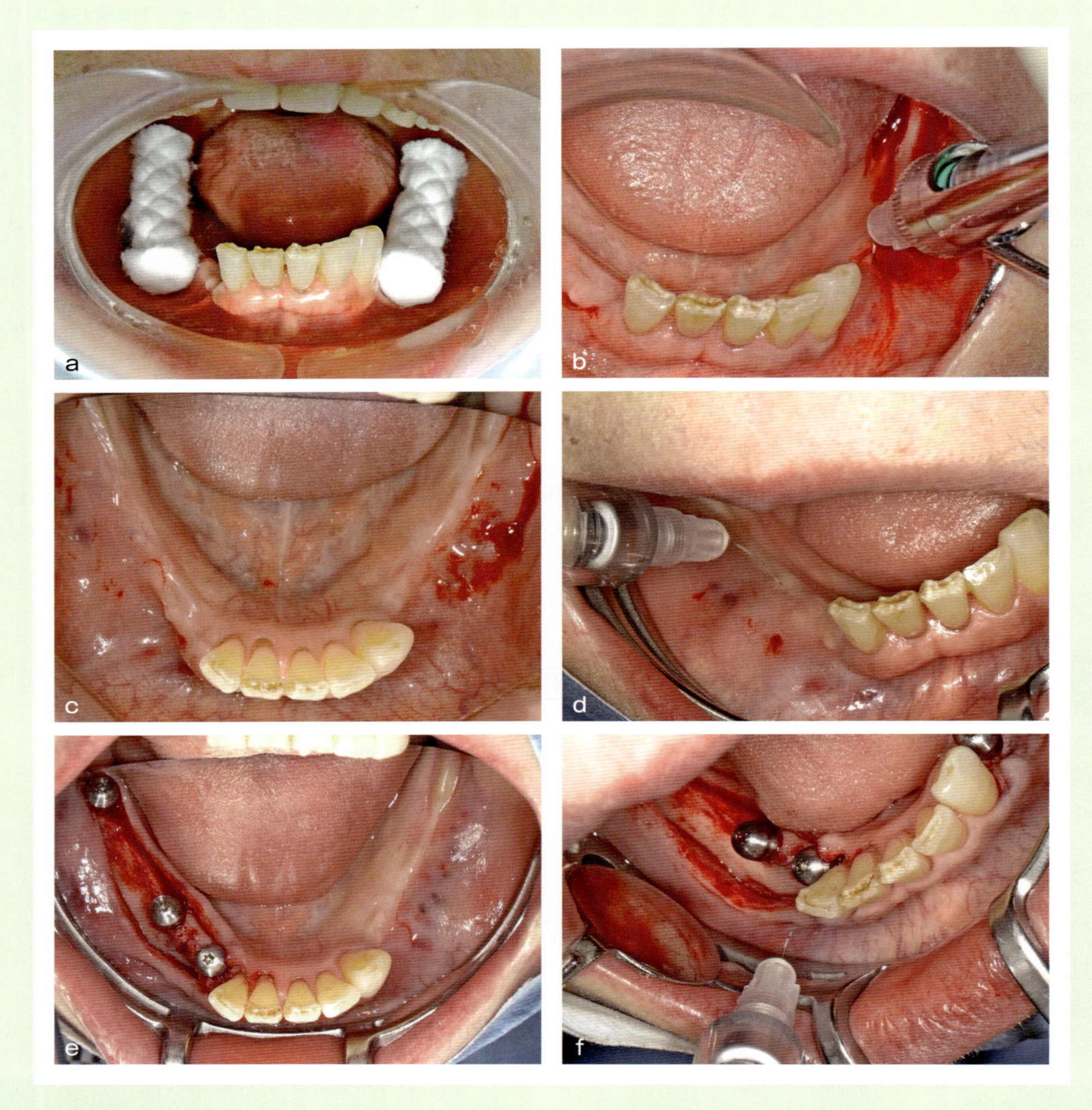

症例概要

71歳女性、全身疾患なし、常用薬なし。口腔内は、上下顎とも臼歯部欠損、下顎は右下2－左下3残存。右下7、5、3、左下4、5、7にインプラント6本を埋入後、即日上部構造を装着（暫間歯）する治療計画です。

治療内容

表面麻酔をしてコットンロールで防湿し（a）2分以上待って、両側下顎臼歯部に計3.6mL のシタネスト-オクタプレシンを浸潤麻酔します（b）。臼歯部は両側遊離端で、頬側粘膜のほとんどが可動粘膜で、浸潤麻酔後、歯槽頂近くまで粘膜が膨隆しています（c）。埋入の数分前を見計らって両側とも臼歯部にキシロカイン 1.8mL ずつを追加します（d）。右側より左側のほうが歯槽骨が残存しており、歯槽頂への浸潤麻酔により舌側歯肉にもアドレナリンによる貧血帯が出現（e）。縫合時および術後の除痛目的で両側の皮弁にキシロカイン計1.8mL を追加しています（f）。

治療経過

10：06 – ビーゾカイン歯科用ゼリー 20%による表面麻酔
10：09 – シタネスト-オクタプレシン 3.6mL 両側下顎臼歯部へ浸潤麻酔注入、口腔内清掃、手術室へ移動
手術室
鎮静のためのモニタ装着、静脈路確保、意識下鎮静の開始
10：36 – 下顎右側臼歯部キシロカイン浸潤麻酔（1.8mL）注入。切開線マーキングなど
10：42 – 右側執刀
11：35 – 右側下顎7、5、3インプラント埋入終了
11：36 – 下顎左側臼歯部キシロカイン浸潤麻酔（1.8mL）注入
11：45 – 左側執刀
12：23 – 左側下顎4、5、7インプラント埋入終了
12：23 – 両側フラップ縫合前のキシロカイン浸潤麻酔（1.8mL）注入
12：54 – 手術終了
鎮静から目覚め（約10分）、手洗いの後、CT、パノラマX線撮影、処置室で暫間歯調整へ。

- 手術時間2時間12分
- 使用麻酔薬：シタネスト-オクタプレシン 2本3.6mL、キシロカイン3本5.4mL、手術中の痛みの訴えなし
- 術後の気分不良、バイタルサインの異常や疼痛、その他合併症なく経過し、日帰りで帰宅

2）使用薬剤

表面麻酔にはビーゾカイン、浸潤麻酔はシタネスト - オクタプレシンとキシロカインを併用しました（図24）。本症例では、鎮静が効いていることや、局所的にはシタネスト - オクタプレシンである程度の局所的除痛と血管収縮があり、アドレナリン添加のキシロカインを浸潤麻酔しても循環器への影響はさほどではなく、追加投与しています。

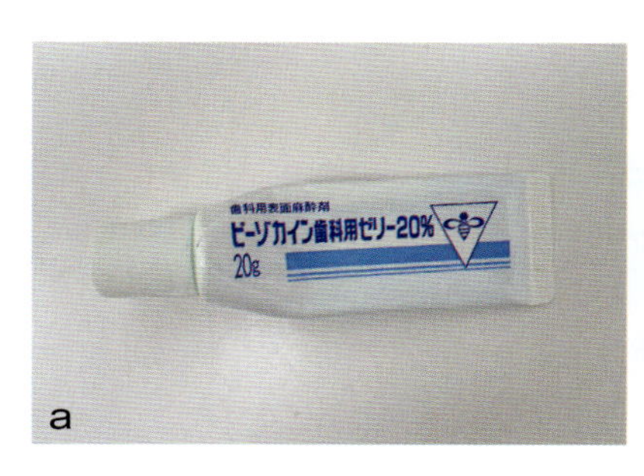

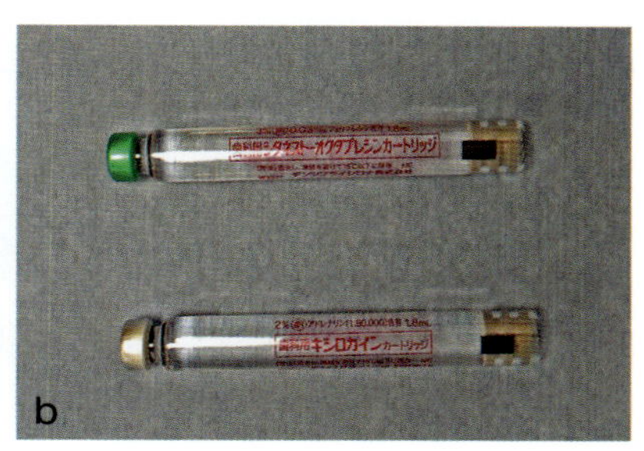

図24　使用薬剤
a：ビーゾカイン　b：シタネスト - オクタプレシンとキシロカイン

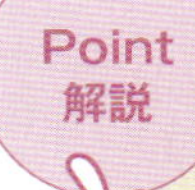

Point 解説

局所麻酔薬の選択

局所麻酔に関して、以前は手術前の処置室でアドレナリン添加キシロカインを1～2本浸潤麻酔していたのですが、注入量が多いためやはり循環器に負担があること、インプラント手術に対して患者がすでに緊張していることも多く、60歳代以上の高齢者が多い等の理由で、現在はシタネストから使用しています。

（中平賢吾）

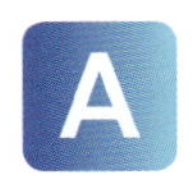

PART 2 全身管理、行動調整、地域医療における歯科麻酔の役割

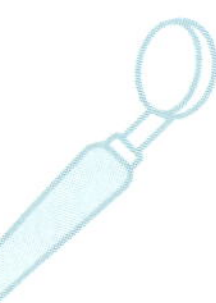

A 歯科麻酔の役割

歯科麻酔は歯科医療において安全で快適な治療環境を支援することで、すべての人に歯科治療時の医療安全と質の高い治療の提供を目指しています。臨床の場においては、①歯科治療時の全身的偶発症の防止と対応の啓発、②歯科治療に困難を抱える人々を対象としたスペシャルニーズ歯科における「行動への配慮」[1]として、鎮静や全身麻酔での行動調整などを行っています。

また、地域の歯科医師との連携も重要となり、PART2では、地域で活躍されているおがた小児歯科医院の石倉行男先生に開業医の立場からの、院内医療安全、スペシャルニーズ歯科、歯科訪問診療などをご紹介いただいています。

B 歯科治療時の全身的偶発症とその防止法、対応

歯科治療中の全身的偶発症（気分不良、全身状態の悪化）は局所麻酔中に多く発生する傾向ですが、治療中、治療後にも発生の可能性があります。全身的偶発症の発生時期は、局所麻酔時と歯科治療中で63％を占めています（図1）。起きやすい全身的偶発症は以下の順です[2]。

1．血管迷走神経反射（デンタルショック）
2．過換気症候群
3．アドレナリン過剰反応（動悸、血圧上昇）

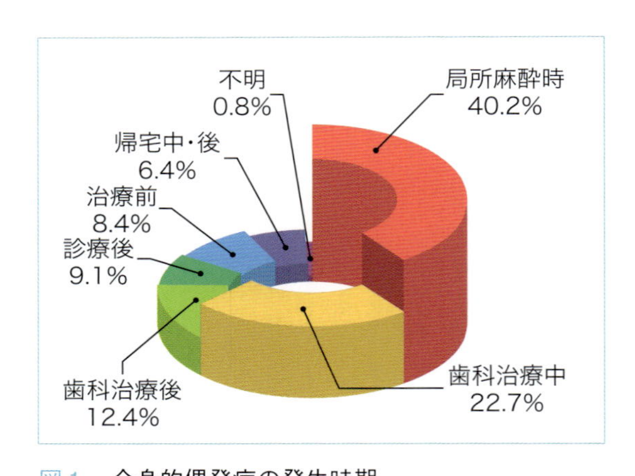

図1　全身的偶発症の発生時期
約40％が局所麻酔注射時に発生しています（文献2を基に作成）

また、歯科治療中の気分不良や全身状態の悪化の三大要因は、①精神的ストレス（怖い、不安）、②身体的ストレス（痛み）、③血中アドレナリン濃度の上昇、です。

治療中の全身状態の悪化には、患者の持病の悪化や発作によるものと、持病とは無関係のものがあります（表1）。

1. 全身状態悪化の防止策

全身状態の悪化を予防するためのポイントは、1）十分な問診と全身状態の評価、2）痛くなくてよく効く局所麻酔、3）モニタリングの３点です。

表1　歯科治療中の全身状態悪化の種類

持病の悪化、発作（予防が重要）	
高血圧	高血圧脳症、脳血管障害、狭心症、心筋梗塞
狭心症	狭心症発作、心筋梗塞
不整脈	脳梗塞、頻拍発作
糖尿病	低血糖発作
喘息	喘息発作
過換気症候群	過換気発作

持病と無関係（対処が重要）
血管迷走神経反射（デンタルショック）
アドレナリン過剰反応
局所麻酔中毒（血管への局所麻酔誤注入）
アナフィラキシー

1）十分な問診と全身状態の評価

初診時に問診すべき内容を示します（表2）。あらかじめ、持病や服用薬、既往歴、アレルギー歴などについて詳細に情報を把握しておくことは全身状態悪化防止の一助となります。

Point 解説

問診で防げる全身状態の悪化

全身状態の悪化を防ぐためには、問診の際に聞き取るべきポイントがあります。

表2　全身状態の悪化を防ぐ初診時問診でのチェックポイント

問診の内容	ポイント・対応
既往歴／過去の病気（現在はない）	・現在への影響がないか確認し、手術歴があればその時期を聞きとる 例）狭心症、心筋梗塞発作後は歯科治療「回避／慎重期間」がある
現病歴／現在の病気	・現在の体調、持病のコントロール状態を確認する ・歯科治療中のモニタの要否を検討する
病院処方の常用薬	・抗血栓薬、血糖降下薬、骨粗鬆症治療薬など、歯科治療との関連薬がないか確認する ・局所麻酔「慎重投与」に該当するものがないか確認する
最近の検査の異常値	「あり」の内容を確認する
抜歯、怪我の際の止血困難	「あり」の場合⇒ ・出血の様子、止血方法を確認する 例）血栓防止薬服用では伝達麻酔は「禁忌」となる。観血的処置では止血方法を確認する
歯科治療時の気分不良経験	「あり」の場合⇒ ・当時の状態と局所麻酔との関連を確認する ・歯科治療中のモニタの要否を検討する
食物・薬などのアレルギー	「あり」の場合⇒ アレルゲンを確認する
階段を2階まで休まずに上がれるか	「できない」場合⇒ ・歯科治療時の心肺機能予備力として注意が必要となる ・歯科治療中のモニタの要否を検討する

2）痛くなくてよく効く局所麻酔

歯科治療時の痛みと不安の除去が内因性アドレナリンの上昇を防止して、全身的偶発症防止につながります。

3）モニタリング

バイタルサイン（血圧、脈拍、呼吸、体温）や患者をよく観察してモニタリングすることで全身状態悪化の防止と早期対応につながります。

a．対象患者

モニタの使用が望ましい患者を表３に示します。

b．モニタの種類（図２）

①血圧計：待合室で自己測定して確認するものや、治療中に一定時間間隔で血圧の自動測定を行う生体モニタなどがあります。

②パルスオキシメータ：動脈血中の酸素飽和度による呼吸評価、脈拍数が測定可能です。

③心電計：心電図は読影が必要なため、必須ではありません。

④機器によらないモニタリング：入室時の表情、顔色、歩き方、話し方などを観察することで、緊張の度合いをはかります。

表３　モニタの使用が望ましい患者・状態例

患者・状態
①65歳以上の高齢者
②高血圧（降圧薬服用中、または待合室での最高血圧が150mmHg 以上、または最低血圧が90mmHg 以上）
③不整脈、心疾患（心房細動、房室ブロック、心不全、狭心症の既往、心筋梗塞の既往）
④脳血管障害
⑤慢性閉塞性肺疾患（肺気腫、慢性閉塞性気管支炎、長年の喫煙歴）
⑥歯科治療恐怖症、過換気症候群
⑦治療中の全身状態悪化の既往がある場合

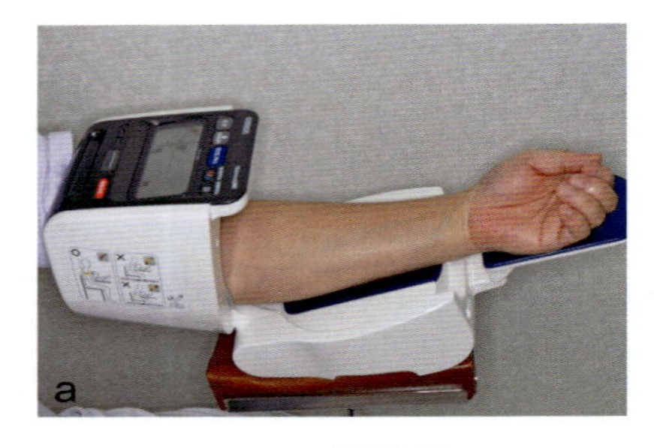

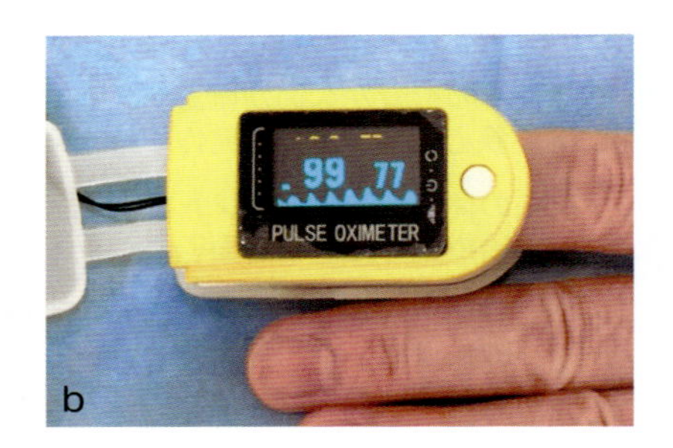

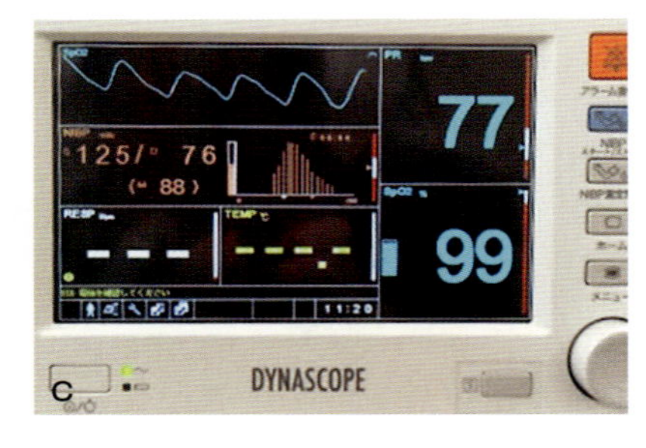

図２　モニタリング用機器
a：自動血圧計。待合室に置いて治療前に患者自身で測定するのにもよいでしょう
b：パルスオキシメータ。酸素飽和度と心拍数が測定可能です
c：生体モニタ。治療中に使用するものです。一定間隔や随時に血圧の測定が可能で、この一台で酸素飽和度と脈波、脈拍数もモニタリングできます

2．全身状態悪化への対応

歯科治療における全身的偶発症はほとんどが一過性で、治療の再開が可能な病態ですが、アナフィラキシーなどの重症例もあります。

患者の全身状態に何らかの変化が生じた場合、まずは意識の有無を確認し、次にバイタルサインの評価を行いながら重症度によって対応を考えます。

1）初期対応　―診断名を判断せずに実施する優先対応―

診断がつく前にすべき初期対応は図３のようになります。

気分不良の初期対応の手順

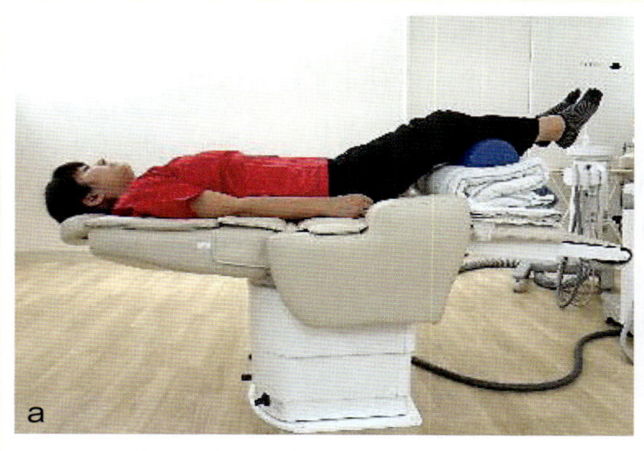
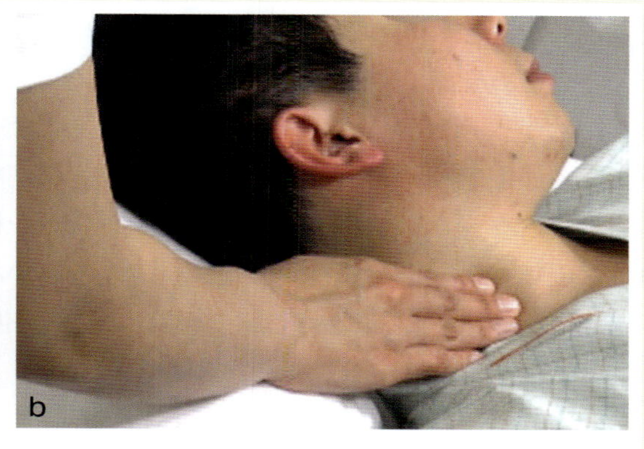

a：下肢挙上位をとらせます
b：頸動脈での触知。甲状軟骨外縁に指先で触知します。血圧は概ね 60mmHg 以上で触知できます

図３　気分不良の初期対応

❶ 患者容態の確認

患者が気分不良を訴えた際は、治療中であれば歯科処置は中断します。患者を水平位にしてスタッフに声をかけ状況を知らせます。患者が閉眼していたら患者名を呼んで、肩を叩くなどの刺激をして反応の有無をみます。

❷ 血圧・酸素飽和度測定の確認

意識があっても、顔面蒼白や最高血圧が90 mmHg を下回る程度の低血圧であれば、下肢を挙上します（図３ａ）。血圧が 180mmHg を上回る（または最低血圧が 110mmHg を上回る）程度の高血圧であれば、一時、治療は見合わせます[3)]。

❸ 嘔吐への対応、酸素投与の検討

嘔気、嘔吐があるようなら、誤嚥防止のため頭をバキュームのある方向へ横向きにします。SpO_2 が95% を下回る場合や呼吸が苦しい様子があれば、酸素投与を検討します。

その後、容態が安定するまで、バイタルサインや呼吸、意識の確認は続けます。

❹ 呼びかけや刺激に反応しない場合

呼びかけや刺激に反応しない場合は、ただちに頸動脈触知（甲状軟骨側方）と呼吸の有無を確認します（図３ｂ）。頸動脈が触知できるようであれば、まず、❷❸の順にバイタルサインや呼吸、意識の確認を続け、その間に重症度の評価、救急搬送の要否、アナフィラキシーの可能性を検討します。

❺ 頸動脈が触知できない場合

頸動脈が触知できない場合、すぐに後述の救急蘇生、救急搬送の手配を行います。

❻ 医療記録のメモ

意識、血圧、脈拍、呼吸状態を評価し、時刻とともにこれらを記録します（医療記録）。記録はメモ程度でよいですが、高次医療機関へ搬送する際に報告を求められ、また、万が一医療訴訟に発展した際にも重要な情報となります。カルテに内容を清書した後もメモの現物も必ず保管しておきましょう。

2）歯科治療再開可否の判断

初期対応において収集した患者情報により重症度や診断名を検討し、歯科治療再開の可否を判断します。意識の有無は常に最重要ポイントとなります。

歯科治療時の気分不良のほとんどは軽症群で、10分程度で症状の消失とバイタルサインの正常化がみられれば歯科治療の再開も可能です。ただし、治療再開ができる状態でも、患者もしくは歯科医師が不安を感じる場合は当日の治療は中止しましょう。

また、同じことを繰り返さないためにも、①一時的なもので不安や緊張が誘因となっていることがある、②次回は、刺激が少なくなるよう配慮する、③鎮静を使用すると防止につながる、など再発防止について患者と話し合っておくのもよいでしょう。

持病などの悪化で、胸痛、頭痛、血圧上昇、過換気症状などがなかなか消失しないときは、歯科治療を中止してかかりつけ医の受診などを検討します。呼吸や循環が急激、極度に困難となる場合は、基本的に救急蘇生を行いながら救急車を要請しますが、アナフィラキシーが疑われるときは歯科医院で治療を開始します。

Point 解説

気をつけるべきモニタの値と対応

・血圧の上昇：最高血圧180mmHg 以上または最低血圧110mmHg 以上で歯科治療は中止します[3]。

・血圧の低下：最高血圧90mmHg 以下で気分不良があれば歯科治療を中止して下肢挙上の姿勢をとります。

・酸素飽和度：＞97%が正常値。＜95%が継続する場合には、酸素投与を検討します。＜90% が継続する場合は、気道閉塞や呼吸の著しい抑制がないか確認し至急の対応が必要となります。

3）アナフィラキシーの診断と治療

アナフィラキシーの診断は、皮膚・粘膜症状に加えて、呼吸器症状または循環器症状または消化器症状を伴う、とされます[4]。アレルゲンが歯科医薬品や歯科材料（ラテックス、FC、ホルムアルデヒド、歯周ポケット用抗菌薬軟膏、などで発症例あり）の場合は、歯科医師の診断、治療への責務は大きくなります（表４）。医薬品の使用状況（注射、服薬、塗布、接触）や、皮膚症状の出現で同診断を強く疑います。

表４　アナフィラキシーの初期対応（文献４を基に作成）

①人員を招集、医療記録（患者状態や対応）
②救急車の要請
③エピペンの大腿外側部への筋肉注射（患者状態に応じて再投与も可）
④下肢の挙上、持続的なバイタルサインの評価
⑤フェイスマスク等での酸素投与（6～８ L/m）
⑥可能な場合、静脈路を確保し、輸液の検討
⑦呼吸、循環がなければ心肺蘇生、AED 使用

a．皮膚・粘膜の症状

皮膚・粘膜に紅潮、蕁麻疹、眼瞼浮腫、などの症状がみられます（図４）。

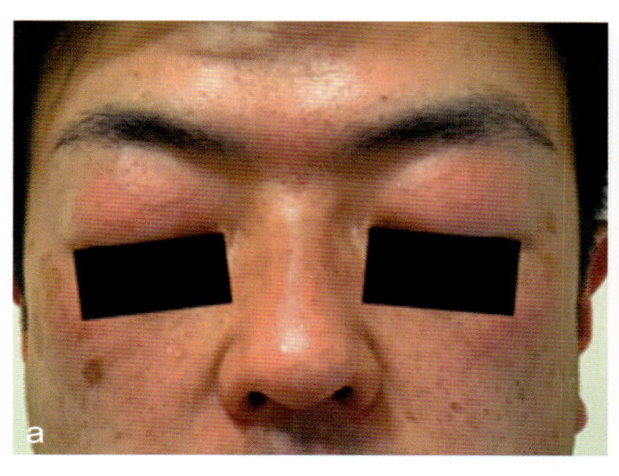

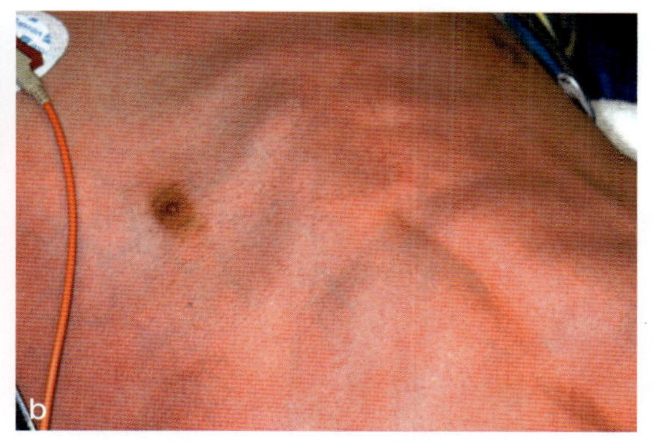

図４　アナフィラキシーの際に現れる皮膚症状
90％以上に出現しますが、初発症状とならない場合もあります。a：眼瞼の浮腫・発赤　b：前胸部全面の発赤

b．その他の身体症状

- 循環器：血圧低下、心停止など
- 呼吸器：鼻汁、気道狭窄、咳など
- 消化器：嘔吐、腹痛、下痢など

治療はアドレナリン自己注射薬「エピペン」が第一選択です。アドレナリンに絶対禁忌はなく、投与によって症状は劇的に改善するため、アナフィラキシーを強く疑う場合はためらわず投与します（表５）。

ただし、症状が改善しても、輸液、採血検査、二相性発現に備えた医療観察、などの目的で、高次医療機関での入院が必要です。

表５　エピペンの選択、投与量（文献４を基に作成）

投与量	
製剤種類	0.3mg、0.15mg の２種類
最大投与量（投与推奨量）	成人 0.5mg ／小児 0.3mg （かつ 0.01mg/kg を超えない）
製剤選択	体重 30kg 以上：0.3mg 15～30kg：0.15mg
15kg 未満の小児	アドレナリン注射液 1mg ／ 1mL 使用 （例）10kg 小児では 0.1mL 筋注
禁忌	アナフィラキシー治療時にアドレナリン禁忌はない

4）救急蘇生

意識の消失、頸動脈触知不能、呼吸停止、そのほか自院で対応不能の症状が継続する場合、救急搬送要請、救急蘇生（日本医師会「救急蘇生法」[5)]）を実施します。

デンタルチェア上での救急蘇生の手順

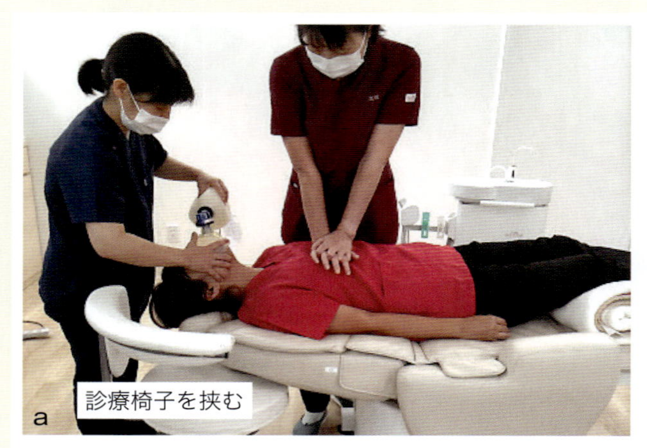

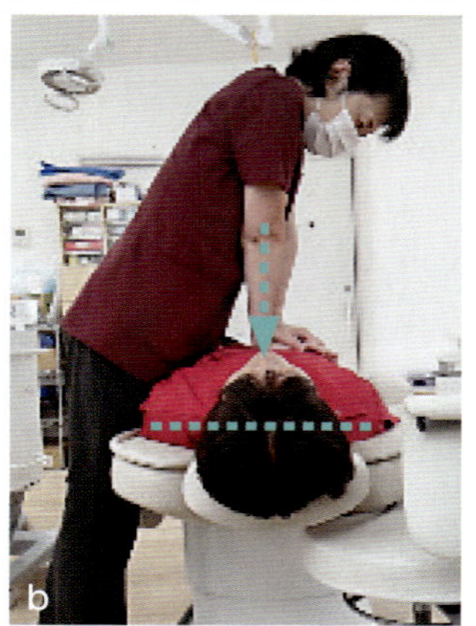

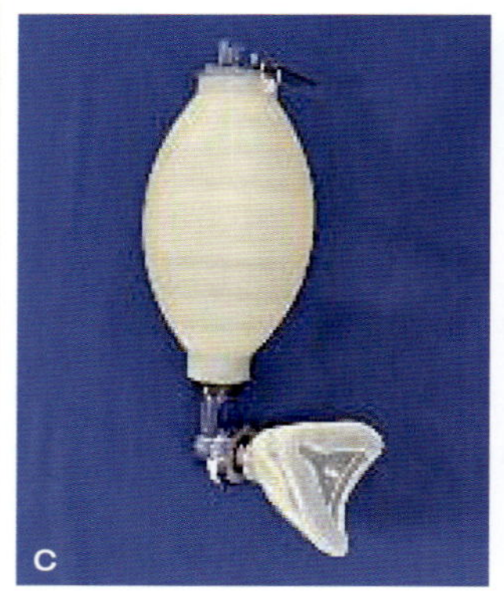

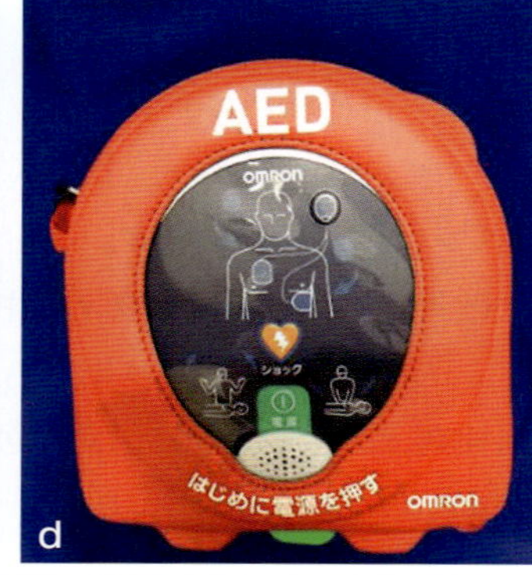

a：デンタルチェア上での救急蘇生時の姿勢・体制
b：胸郭圧迫は両手を重ね、肘を伸ばして垂直に圧迫します
c：人工呼吸に使用するバッグバルブマスク
d：AED。使用の際は電源を入れて、電極パッドを装着し音声ガイドに従います

図5　デンタルチェア上で行える救急蘇生

❶ 患者状態の確認

患者の意識がない、頸動脈が触知不可能、呼吸停止（胸の動きがない）といった場合は、すぐにスタッフを集め、救急通報や AED の要請を手分けしてはじめます。

❷ デンタルチェア上での救急蘇生

患者をデンタルチェアから降ろせない、スペースがないなどの場合は、デンタルチェアの背もたれの下に診療椅子を挟み込みデンタルチェア上で実施します（図5）[6)]。

❸ 救急蘇生の開始と継続

胸郭圧迫30回、人工呼吸2回を繰り返します。

胸郭圧迫は、１分あたり100～120回、5cm 以上の深さまで（胸郭を完全に戻す）、強くはやく繰り返します。

人工呼吸はバッグバルブマスクを使用し、１回１秒かけて行います。実施できないときは胸郭圧迫のみでも実施します。

AED が到着し、電極パッドを装着すると心電図解析が行われますので、電気ショックが必要か確認します。電気ショックを行った後は、胸郭圧迫を再開します（2分間）。

救急蘇生の中断は10秒以内として、2分ごとに人員を交代します。救急隊に引き継ぐまで、または患者に正常な呼吸や目的のある仕草が認められるまで救急蘇生を継続します。

（日本医師会「救急蘇生法」（文献５），ACLS プロバイダーマニュアル AHA ガイドライン 2020 準拠（文献７）を基に作成）

5）院内の救急体制の確立

歯科治療中の全身状態の悪化に備え、以下の内容でスタッフ研修や医療機器、医薬品等の準備・体制を整えておきましょう。

1．緊急時のスタッフの役割分担の決定
2．各種モニタの装着法、酸素投与法（ボンベの取り扱い）の習得
3．バイタルサインのチェック方法の習得
4．バッグバルブマスクによる人工呼吸の習得
5．救急蘇生法の習得
6．AED 使用法の習得
7．救急車の手配方法の確認
8．常備しておくべき機器と薬剤、設置位置の確認
　機器：血圧計、パルスオキシメータ、酸素、酸素吸入器、
　　　　バッグバルブマスク、AED、（心電計、血糖測定器）
　薬剤：アドレナリン、エピペン（アナフィラキシー時）
　　　　アドレナリン筋肉注射時の 1mL シリンジ、23G 注射針、
　　　　ジュース（低血糖時）
　　　　その他、勤務歯科医師の技量に応じて輸液、緊急医薬品

（堀之内康文、志岐晶子）

PART 2 全身管理、行動調整、地域医療における歯科麻酔の役割

文献

1）緒方克也：障害者歯科医療の理念と倫理，日本障害者歯科学会編，スペシャルニーズデンティストリー 障害者歯科（第２版）．医歯薬出版，2017；12-13.
2）谷口省吾，渋谷　鉱，嶋田昌彦：歯科治療に関連した全身的偶発症について　～郡市区歯科医師会に対する偶発症アンケート調査報告～．日歯医師会誌，2011；63（12）：1297-1301.
3）日本歯科麻酔学会 ガイドライン策定委員会：高血圧患者に対するアドレナリン含有歯科用局所麻酔剤使用に関するステートメント，2019.〈https://kokuhoken.net/jdsa/publication/file/guideline/statement_ht_adrenalin_local_anesthesia.pdf〉
4）日本アレルギー学会：アナフィラキシーガイドライン 2022.　〈https://www.jsaweb.jp/uploads/files/Web_AnaGL_2023_0301.pdf〉
5）日本医師会：救急蘇生法.　〈https://www.med.or.jp/99/cpr.html〉
6）堀田　聡，今井裕一郎，稲掛耕太郎，上田順宏，松末友美子ほか：救急蘇生時にデンタルチェアー上で行う胸骨圧迫の有効性の検討．日口科誌，2010；59（4）：158-162.
7）AHA アメリカ心臓協会：ACLS プロバイダーマニュアル AHA ガイドライン 2020 準拠，シナジー，2021；16-17.

C 薬物を使用した行動調整

本項では歯科における行動調整のなかでの鎮静や全身麻酔の位置づけや、適応のアルゴリズムをフローチャートにして紹介します（図6）。

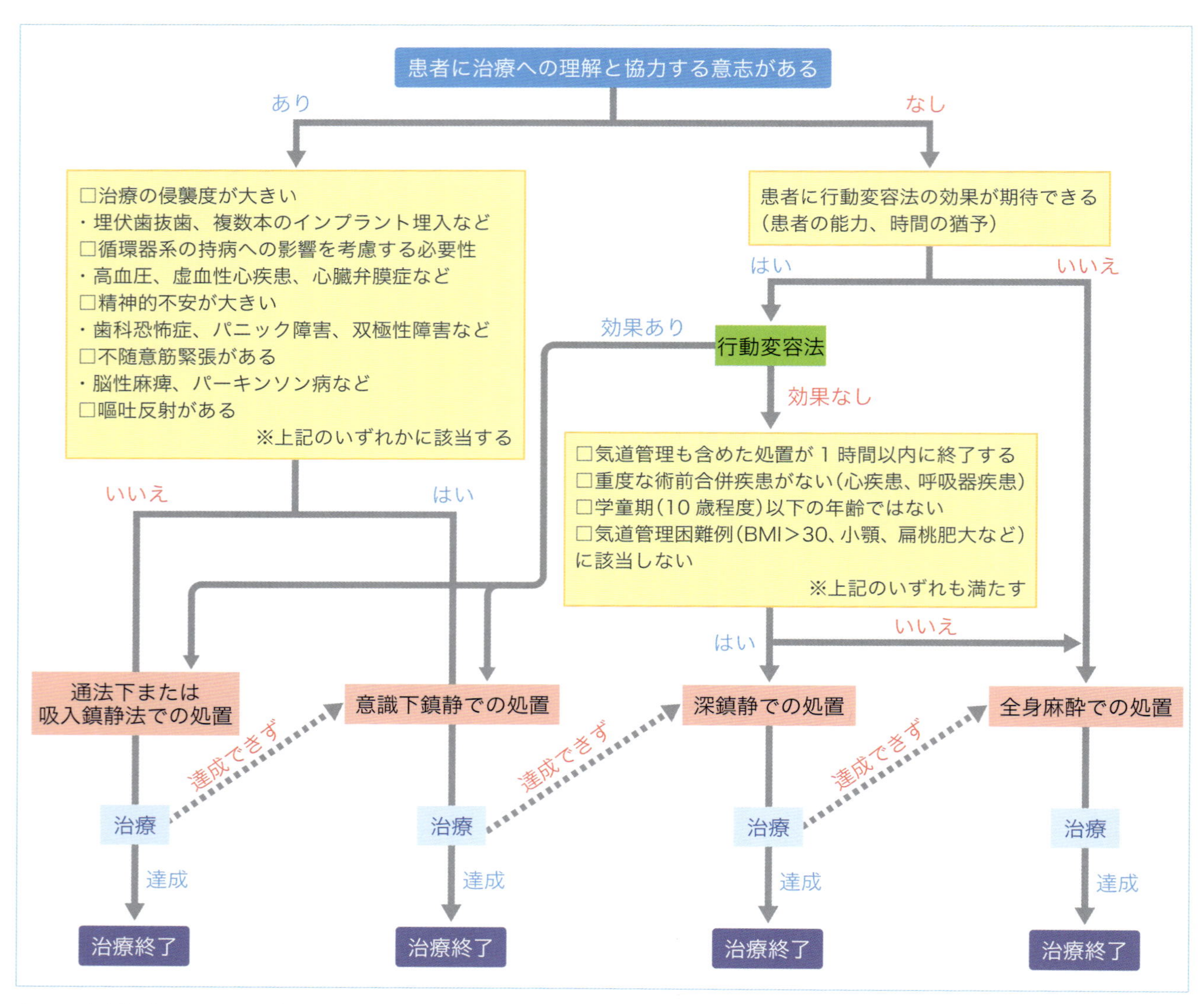

図6　歯科治療における行動調整の選択

1. 歯科治療への理解と協力行動がある場合

フローチャート左側、患者に歯科治療への理解と協力行動がある場合は、基本的に通法下または吸入鎮静法または意識下鎮静での対応が可能です。鎮静の有無にかかわらず、持病のある患者では血圧計やパルスオキシメータによるモニタリングを行います。

治療への不安感が「恐怖症」「パニック障害」「嘔吐反射」のレベルである場合でも基本的に意識下鎮静を行いますが、重症度に個人差が大きく、吸入鎮静法で対応可能のこともあれば、行動の抑制が難しく深鎮静が必要なこともあります。重度の嘔吐反射では全身麻酔が適応のこともあります。

脳性麻痺などの身体障害では不随意運動の制御が困難な場合、行動調整の第一選択として反射抑制姿勢をとらせたり徒手的に動きを制御する体動コントロール[1)]などを試みます。

2．歯科治療への理解と協力行動がない場合

次にフローチャート右側、患者に歯科治療への理解と協力がない場合や拒否行動を示す場合です。幼少小児や知的能力障害、発達障害、などの患者で多くみられます。

1）行動変容法

行動調整の第一選択として行動変容法[1)]を試します（図7）。チェアに座れない場合は保護者や医療者が座ってみせたり、ミラーなどの医療器具を説明して見せてから口の中に入れるなど、できることから少しずつ経験させます。発達障害の患者では言葉によるコミュニケーションが困難なことが多く、写真や絵カードなどを並べて次の行動をガイドし、何度か繰り返してパターン化していく手法もあります（図8）。

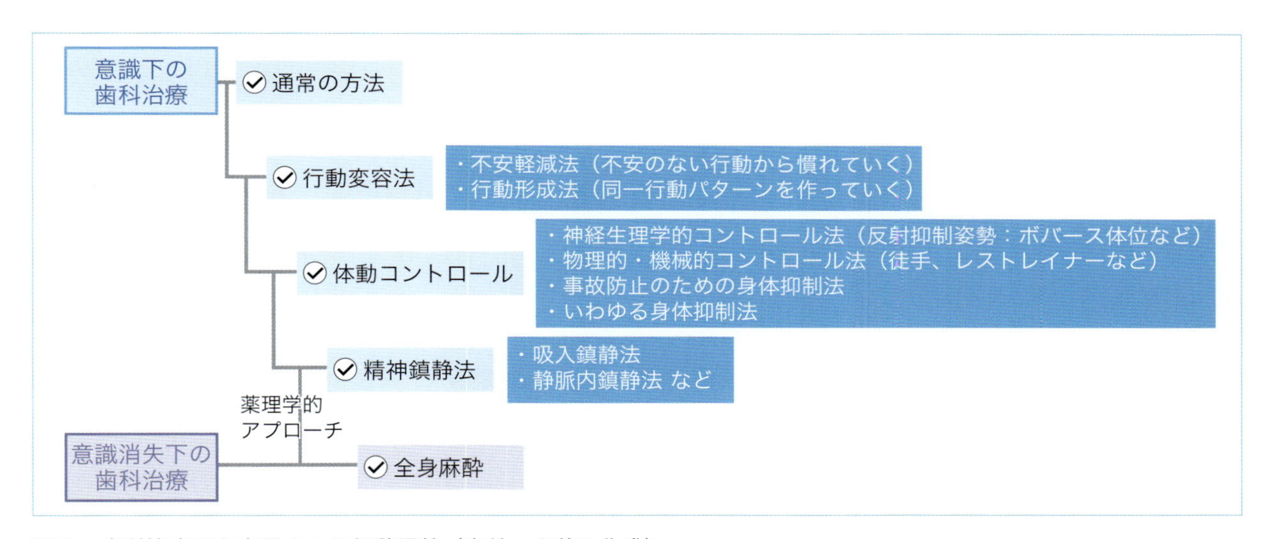

図7　歯科治療でも応用される行動調整（文献1を基に作成）
患者と術者がともに快適な環境下で安全で確実に歯科治療が行えるように、歯科治療の妨げとなる心身の反応や行動をコントロールし、患者の心身状態を調整していくための方法

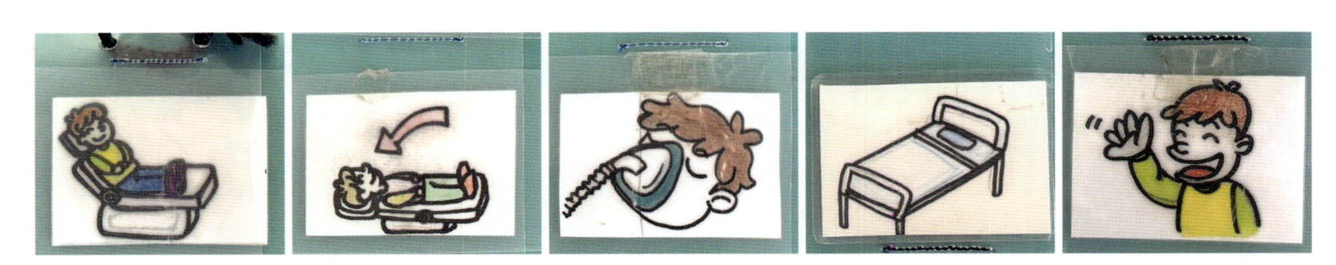

図8　行動変容法に使われる視覚素材
診療内容をイラスト化して壁などに吊るしておき、全体の流れを理解してもらいます。左から、チェアに座る、横になる、マスクをあてる、ベッドで休んで、挨拶をして帰宅、を示しています（写真提供：おがた小児歯科医院　石倉行男　先生）

行動変容法の適応については、以下の要因を勘案します（表6）。特に、知的発達レベルが3～4歳以上ある、簡単な言葉を理解できる、トレーニングを行うと学習するだけの記憶力がある、といった能力は重要です。

表6　行動変容法の適応基準と注意点

患者状態・環境要因	適応基準・注意点
現在の協力状態	入室できるか、チェアへ仰向けに横になれるか、ブラッシングができるか、など
潜在的適応能力	発達年齢やIQ、ADLの評価など、患者の知的あるいは精神的発達の程度
歯科治療内容と緊急度	全顎的なう蝕がある場合などでは、行動変容法を行う時間的猶予がない場合もある
通院に要する患者と家族の負担	通院に困難が伴う場合、頻回に来院しての行動変容法の実施は難しい場合もある

行動変容法のための来院回数は施設によりますが、3回程度は行われるようです。行動変容法によって協力的行動に至れば通法下または吸入鎮静法などで歯科治療を行います。しかし、下記のような状況では深鎮静または全身麻酔が適応されます。

①知的能力、年齢、過去の記憶などの背景から拒否行動が強く、行動変容法が実施できない。

②口腔内の状況から治療が急がれる（痛みの症状がある、多数歯治療である）。

2）薬物を使用する行動調整と特徴

a．目的に応じた選択

薬物を使用する行動調整の利用法として、次のパターンが多くみられます。

①精神的ストレスの軽減が主な目的であれば吸入鎮静法または意識下鎮静

②行動の抑制が主な目的であれば深鎮静また全身麻酔

b．それぞれの特徴

以下に吸入鎮静法、静脈内鎮静法、全身麻酔の特徴を比較します（表7）。どれも一長一短で万能なものはありませんが、患者と治療内容に応じて最適な方法があるはずです。また一人の患者に一つの方法がいつでも当てはまるわけではなく、患者の年齢推移、病状変化、来院回数、治療の侵襲度と緊急度、施設の対応範囲によって選択結果は変わります。

複数の選択肢をもち、患者へ提供できることは医院としてのアドバンテージでもあり、これまで何らかの理由で標準の歯科治療が受けられなかった患者にとっても福音です。

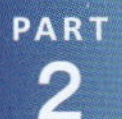

表7　吸入鎮静法、意識下鎮静、深鎮静、全身麻酔の比較

	吸入鎮静法	意識下鎮静	深鎮静	全身麻酔
意識状態	軽い刺激で応答	軽い刺激で応答	強い刺激で応答	気管挿管下でも覚醒しない
	←シームレスな変化→			
気道管理	安定した自発呼吸		自発呼吸・気道反射などの低下。吸引や下顎挙上などの気道管理が必要	自発呼吸・気道反射は顕著な低下または消失。気管挿管下の気道管理が必要
治療時間の制限	2時間程度		1時間程度に制限	日帰りでは2時間程度
注意・禁忌の患者	体内閉鎖腔のある患者群	深鎮静では、上気道の狭窄、呼吸抑制、誤嚥などの可能性がある患者群		バッグバルブマスク換気や気管挿管が困難な患者群
共通の禁忌患者	・日常生活に支障をきたす重大な持病（ASA-PS Ⅲ、Ⅳ）がある患者、妊婦 ・使用薬剤に過敏症履歴のある患者			
小児（概ね10歳以下）への適応	あり	・5歳以下では気道管理のうえで禁忌 ・年長児でも深鎮静は禁忌		あり
患者の理解と協力	鼻呼吸の協力が必要	患者の拒否行為があっても鎮静、全身麻酔の奏効が可能		
総括	患者の協力で簡単に鎮静が提供でき、身体的影響がほとんどない。しかし鎮静度が浅く、目的とした治療が達成できないことがある	患者の拒否があっても鎮静効果が必ず得られる。しかし、深鎮静では気道管理上のリスクを伴い、治療時間も制約される。意識が残るため拒否感、恐怖感、強い嘔吐反射などがあれば目的の治療が達成できないことがある		適応患者範囲が広く、気管挿管下で気道管理上の安全性が高い。治療の質と達成度も高い。しかし、高額の設備投資や経験のある歯科麻酔医など準備のハードルが高い

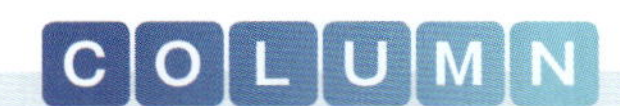

全身麻酔下での歯科治療が可能な施設

行動調整のなかでも全身麻酔は開業歯科医院での導入はハードルが高いツールですが、仮に自院で提供できなくとも必要な治療だけを全身麻酔可能な施設へ依頼してもよいでしょう。治療後の口腔内管理は自院で引き継ぎ、行動変容法や吸入鎮静法を使用しながら継続的な管理へとつないでいくといった連携も可能です。

全国の全身麻酔が可能な施設は、以下の一般社団法人日本歯科麻酔学会が公開している資料で閲覧可能です。2024年春に同学会が行った調査で全身麻酔下での歯科治療が実施されていることを確認し、施設の同意を得て掲載しています。また、静脈内鎮静法や吸入鎮静法の実施状況、麻酔管理者の資格（認定医、専門医、医科麻酔医）などもあわせて掲載されています。

施設によって患者の年齢制限などがありますので、備考欄なども確認のうえ全身麻酔下の歯科治療が必要な患者の紹介先として参考にしてください。

●全身麻酔が可能な施設
・日本歯科麻酔学会「全身麻酔管理下で障害者（児）歯科治療が可能な施設」
https://kokuhoken.net/jdsa/general/index.html

（志岐晶子、大野　幸）

文献

1）福田　理：行動調整，日本障害者歯科学会編，スペシャルニーズデンティストリー 障害者歯科（第2版）．医歯薬出版，2017；208-213.

D 地域における歯科麻酔の役割

1. 歯科医院での歯科麻酔医の受け入れと体制

1）歯科麻酔医の勤務体制

歯科麻酔医の所属と職務内容、雇用形態はさまざまで、大学所属の場合、職務内容は、研究、臨床、教育となります。病院歯科やセンター所属の場合、鎮静、全身麻酔、歯科治療が職務内容の中心です。開業医所属の場合、職務内容は、歯科治療、鎮静、全身麻酔が中心となります。歯科麻酔を専門とする所属フリーの場合、出張鎮静、出張全身麻酔を行っています。

さらに、歯科麻酔医は、スペシャルニーズ歯科や有病者歯科、口腔外科などの他の分野を専門としている場合も多く、歯科麻酔以外での職務内容を依頼できるケースもあるので、一般歯科診療所での受け入れの幅も拡がり、それにあわせた体制づくりを行うことになります。当院（おがた小児歯科医院）における歯科麻酔医の勤務体制を図9に示します。全身麻酔はメインとサポートの２名の歯科麻酔医で行い、その他、静脈内鎮静法やそれぞれの他の専門分野を活かした体制づくりをしています。

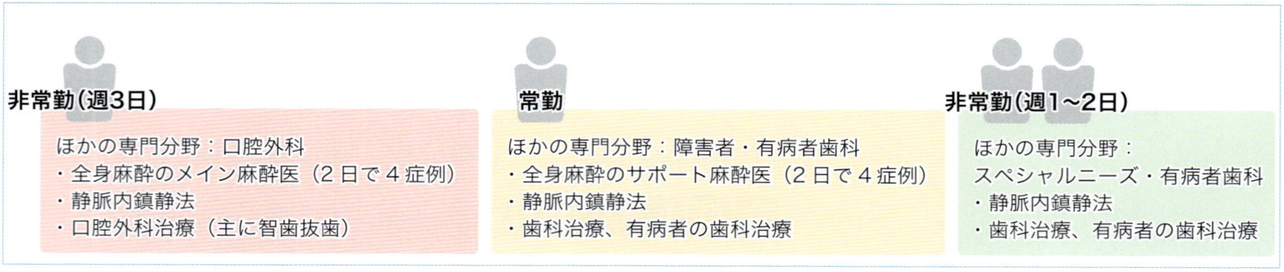

図9　歯科麻酔医の勤務体制

2）歯科医院に求められる役割

医療の進歩により医療的ケア児や高齢障害者が増え、診断の確立と障害への理解の深まりにより発達障害への対応が増し、複雑化する社会背景により精神疾患患者や虐待、不登校が増加し、高齢化率の更なる上昇により認知症が増え、歯科疾患の構造変化により口腔機能障害への対応のニーズが高まり、国民皆健診においては障害児者の健診率90％を目指すために取り組んでいく、このようにさまざまな社会的要因により、スペシャルニーズ患者への対応の必要性は高まっていくと推測されます。

増加するスペシャルニーズ患者を、地域のなかで診る体制を確立していくためには、歯科麻酔医の役割は必須です。特に、全身麻酔や静脈内鎮静法下での歯科治療を選択するケースは多くなってきます。

3）歯科医院に求められる安全管理

さらに、クリニックでの安全管理においても歯科麻酔医との協働は大きなメリットがあります。当院の安全管理体制を図10に示します。安全管理委員会のなかで歯科麻酔医は、自院で取り組むBLSや全身的偶発症の研修などを担っています。

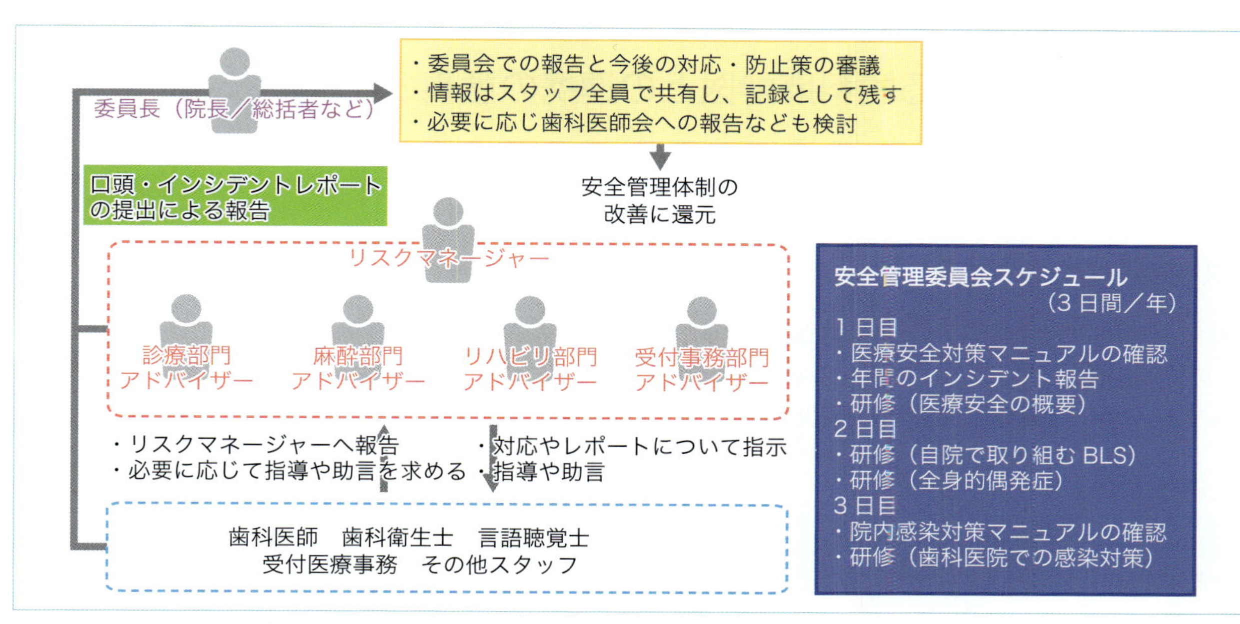

図10　歯科医院での安全管理体制と研修スケジュール

歯科医療は、口腔機能を含めた治療／管理／連携型に推移しています。連携型医療では、歯科医師、歯科衛生士、歯科助手、受付医療事務の連携に加えて、その他の関連する多職種や他分野における連携が必要となります。特に、医師、看護師を中心とした医療との連携は重要で、日常臨床において、医療への診療情報提供を行う機会が増えてきました。医科への対診文書は、医学に関する専門的な内容となることが多く、この点においても歯科麻酔医の力が発揮されます。

COLUMN

全身麻酔の診療体制立ち上げ

自院に全身麻酔の診療体制を立ち上げる際の器材や大まかな流れを示します（図11、12）。一般歯科診療所は、歯科麻酔医と連携することが求められるので、自院にあった雇用形態で歯科麻酔医を受け入れ、ハード面だけでなく、ソフト面も考慮した独自の体制を構築していくことが大切です。

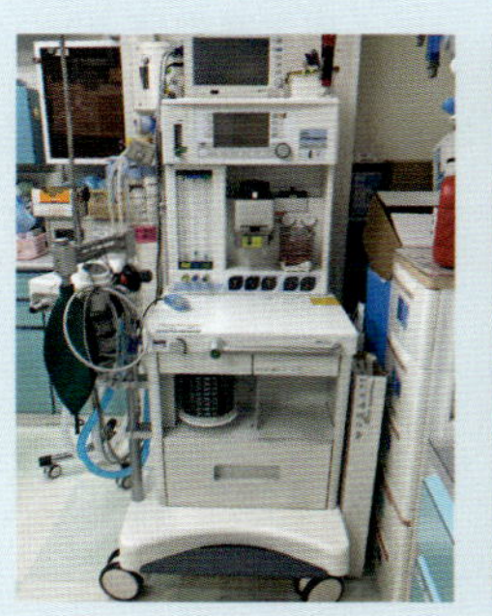

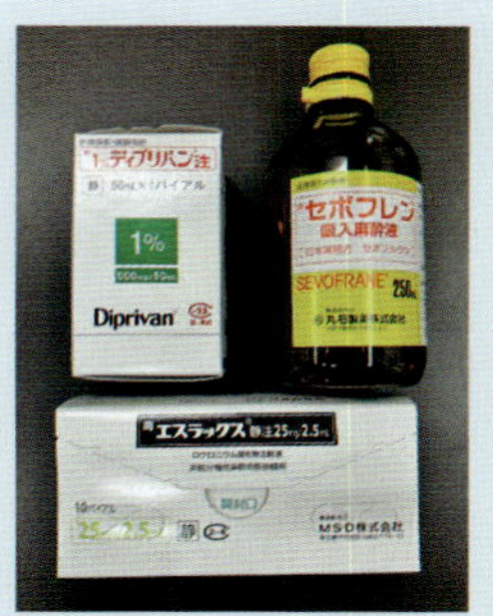

図11　必要な器材・薬剤

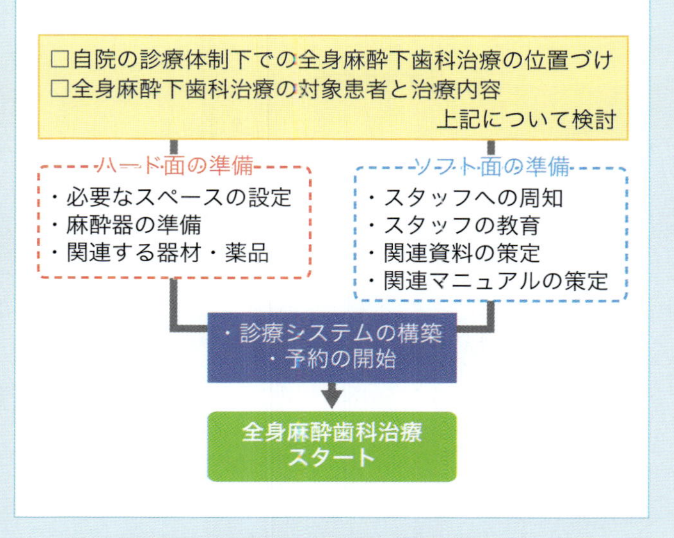

図12　全身麻酔の診療体制を立ち上げる流れ

2. 地域医療における歯科麻酔医との連携の意義

地域医療において歯科麻酔医と連携をとることはさまざまな観点から重要で、特に、スペシャルニーズ歯科と地域支援型多機能歯科診療所において意義があります。

1）スペシャルニーズ歯科

スペシャルニーズ歯科は障害児者を中心に、歯科が苦手な患者、病気をもっている患者を診る歯科で（表8）、特別な配慮が必要な患者に対して、安全で、安心できて、診療の質を確保した良質な歯科医療を提供することを目標とした分野です。

表8　スペシャルニーズのある患者

障害児者	歯科が苦手な患者	病気のある患者
・身体障害 ・知的障害 ・精神障害 ・発達障害 ・難病 ・高次脳機能障害	・歯科治療恐怖症 ・異常絞扼反射（嘔吐反射） ・幼少非協力児 ・認知症	・高血圧症 ・糖尿病 ・心疾患 ・脳血管疾患 ・てんかん ・人工透析

スペシャルニーズ歯科の困難性は図13に示すように、不適応行動（口を開けない、じっとしていないなど診療に非協力だったり、不随意運動や強い緊張で診療の妨げになることが起こったりする適応困難な状態）と診療上のリスク（基礎疾患に関連して起こる異常高血圧、低血糖発作などや、基礎疾患に関係なく起こる血管迷走神経反射やアレルギーなどの偶発症）です。この不適応行動と診療上のリスクが安全、安心、治療の質に影響します。そこで不適応行動に対しては行動調整で対応し、診療上のリスクに対しては全身管理で対応します。歯科麻酔は薬物を使用した行動調整と全身管理の分野を担います。

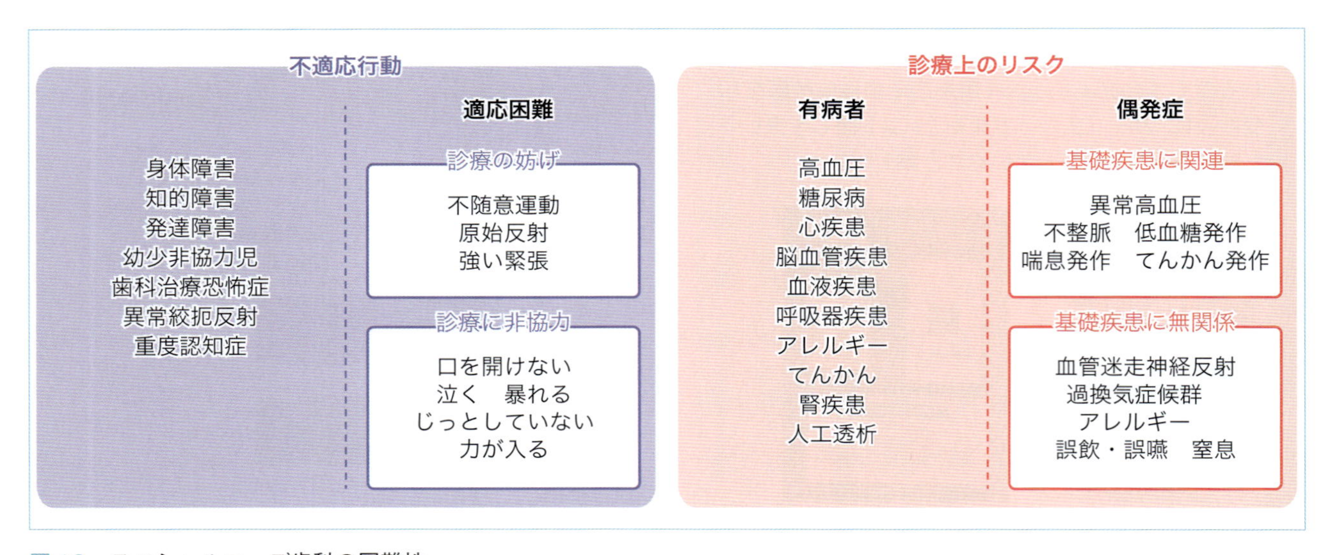

図13　スペシャルニーズ歯科の困難性

2）地域支援型多機能歯科診療所

2040年問題を見据え、国や歯科医師会の主導のもとに、歯科麻酔、スペシャルニーズ歯科、老年歯科、有病者歯科、小児歯科、口腔外科、摂食嚥下、その他専門分科会と協働し、行政ともつながることで、地域完結型のこの新しい歯科医療提供体制の構築を目指す開業医が増えることが望まれています。

地域支援型多機能歯科診療所は、１次医療機関と２次医療機関との間に位置づけられ、「1.5次医療機関」ともいわれています。専門的な治療ができる体制を整え、複数の歯科医師が治療に従事している多機能型の歯科診療所をイメージしています。この地域支援型多機能歯科診療所に求められる役割が、地域支援の面と多機能の面から12項目示されています（表９）。

表９　地域支援型多機能歯科診療所の役割

分類	役割
地域支援の面から	① かかりつけ歯科診療所の後方支援 ② 歯科医療技術・知識のアップデート、デジタル化への対応（研修会開催） ③ 歯科専門医・専門職の養成・雇用の場（実地教育） ④ かかりつけ歯科医の休業補償（病気・けがの際の代診など） ⑤ 地域歯科医師会事業への積極的参加 ⑥ 多職種連携（地域包括ケアシステム） ⑦ 歯科急患対応（休日・夜間）
多機能の面から	① 質・量的に十分な歯科訪問診療を提供 ② 全身麻酔・静脈内鎮静法下での歯科治療の提供（通常の歯科治療困難患者への対応） ③ 高度歯科医療・新規医療技術の提供（歯科専門医活躍の場） ④ 歯科医師臨床研修（実地研修の場） ⑤ 職場環境の整備・拡充（女性歯科専門職の雇用環境改善）

このような歯科診療所が各地域に設置されることにより、より専門的な歯科治療を安定して、継続的に提供することができ、超高齢社会における地域包括ケアシステムや地域共生社会における多様化するニーズに応え、地域の歯科診療を支援する新しい歯科医療提供体制の新機軸として期待されています。

3．歯科訪問診療と歯科麻酔

1）歯科訪問診療のニーズ

高齢化率の更なる上昇に伴い、有病患者および認知症患者が増加し、さらに、医療的ケア児者や高齢障害者が増えることで、歯科訪問診療のニーズはますます高まります。表10に歯科訪問診療の対象患者を示します。

特に、医療的ケア児者への歯科訪問診療のニーズが高まり、各地域で歯科としての取り組みが始まったところです。医療的ケア児者は、知能、運動能力によらず、医療的ケアが日常的に必要で、医学的管理下に置かなければ、呼吸をすることも、栄養を摂ることも困難な障害状態にあり、医療依存度が高く、複数の医療デバイスを使用しています（図14）。

表10　歯科訪問診療の対象患者

患者状態	具体例
通院が困難な患者	・高齢者（認知症含む） ・医療的ケア児者 ・施設／グループホーム入所者 ・退行現象のダウン症候群 ・ひきこもり患者（発達障害、知的障害） ・精神疾患（入院）
来院が途絶えがちな患者	・精神疾患（居宅） ・強度行動障害 ・歯科治療困難患者（歯科治療恐怖症、異常絞扼反射）

医療的ケア児者に関連する用語として、超重症児者、重症心身障害児者、脳性麻痺という用語があります。表11は医療的ケア児者の状態像で、運動能力を正常、歩けない〜走れる、寝たきり〜立てないの３区分、知能を、正常、軽度〜中等度知的障害、重度知的障害の３区分、全体で９区分で示しています。脳性麻痺は、受胎から新生児期までの間に生じた、非進行性の脳病変に基づく運動および姿勢の異常です。超重症児者、準超重症児者は、スコアにより判定されます。重症心身障害児者は、大島の分類１〜４に相当します。

表11　医療的ケア児者の状態

運動能力＼知能	正常	軽度〜中等度知的障害	重度知的障害
正常	医療的ケア児者（全区分）		
歩けない〜走れる	脳性麻痺（全区分）		
寝たきり〜立てない	超重症児者、準超重症児者（全区分）		重症心身障害児者

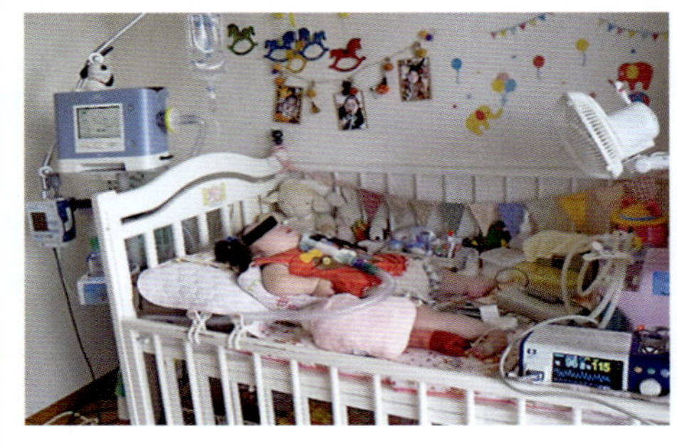

図14　医療的ケア児

2）訪問診療の内容

当院が歯科訪問診療で行っている診療内容を図15に示します。口腔内診査を行ったあと、必要なＸ線撮影、写真撮影、カリエスリスク検査、歯周組織検査などを実施し、診断に基づき診療を進めていきます。診療内容のメインは、専門的口腔衛生処置、機械的歯面清掃処置、歯科保健指導などの口腔清掃管理となります。歯科治療の必要があれば可能な範囲で実施します。さらに、口腔機能管理として、ガムラビングや口唇訓練などの機能訓練、食支援として摂食機能療法を行うケースもあります。

歯科医師は診査、検査、診断、治療、口腔機能、食支援などを主に行っています。併せて、体調確認、ポジショニング、ライティング、口腔内吸引、全身状態の観察、声かけ、さらに、移動のための運転、カルテ記入、保険算定などの役割もあります。歯科衛生士は、口腔清掃管理、治療の補助を主に行っています。また、ポジショニング、ライティング、口腔内吸引、全身状態の観察、声かけ、さらに、準備、片付け、業務記録の記載などの役割もあります。当院では、安全、安心、診療の質の確保のために、歯科医師と歯科衛生士が診療内容に応じて、術者とアシスタントの役割をお互いに変動させながら診療を行っています。

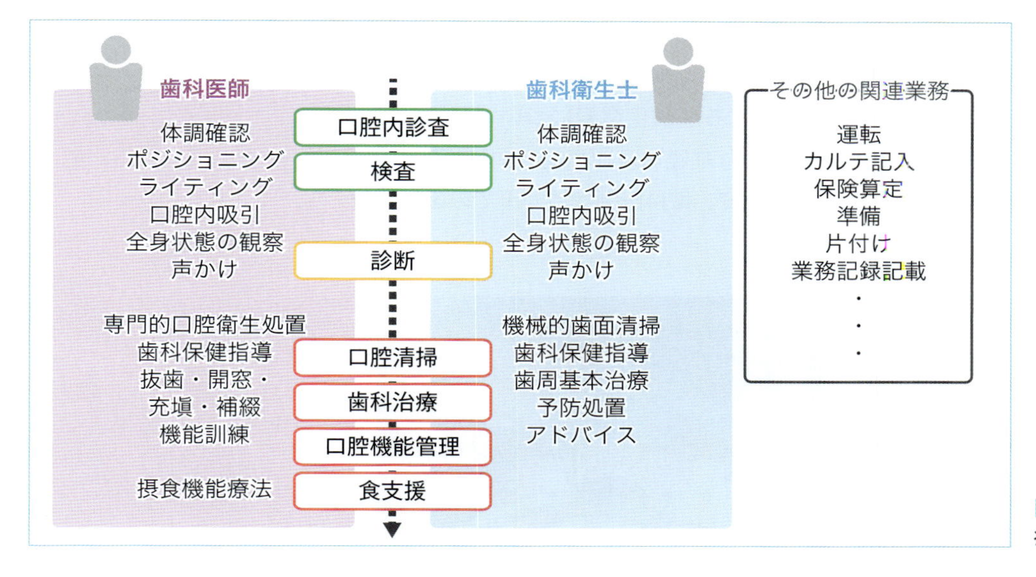

図 15　**歯科訪問診療の診療内容と役割分担の一例**

3）歯科訪問診療での行動調整

歯科訪問診療では鎮静や全身麻酔などの薬物を用いた行動調整を行いませんので、薬物を用いた行動調整が必要な場合は、自院の外来診療で行うか、後方支援医療機関に診療を依頼することになります。歯科訪問診療の対象者の年齢、疾患や障害の種類は幅が広く、全身管理を得意とする歯科麻酔医の活躍の場面は多いと考えられます。

（石倉行男）

文献

1）深山治久：講演「これからの歯科麻酔医」．第 51 回日本歯科麻酔学会総会・学術集会．2023.
2）天野敦雄監著：0 歳から 101 歳へのシームレスなデンタルアプローチ．松風，2023.
3）日本障害者歯科学会編：スペシャルニーズデンティストリー障害者歯科第 2 版．医歯薬出版，2017.
4）日本歯科医学会新歯科医療提供検討委員会：これからの歯科医療提供体制の新機軸として期待される地域支援型多機能歯科診療所（医療機関）．日本歯科医学会，2023.〈https://www.jads.jp/assets/pdf/activity/shinshika/saisyutoshin_20230530.pdf〉
5）公益社団法人日本歯科医師会：2040 年を見据えた歯科ビジョン - 令和における歯科医療の姿ー．公益社団法人日本歯科医師会，2020.〈https://www.jda.or.jp/dentist/vision/〉

PART 3

吸入鎮静法

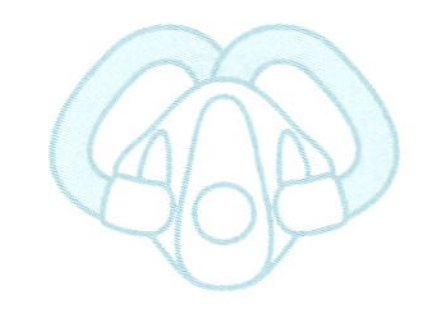

歯科医療では、亜酸化窒素（N_2O）は、吸入麻酔薬として吸入鎮静法と全身麻酔で使用されています。PART3では、吸入鎮静法で使用する亜酸化窒素について解説しています。亜酸化窒素を吸入鎮静法として使用するために基礎知識は必要ですが、基本的には患者に鼻マスクを着用して鼻呼吸してもらうことで、歯科医師は鎮静下での歯科治療が行えます（図1）。

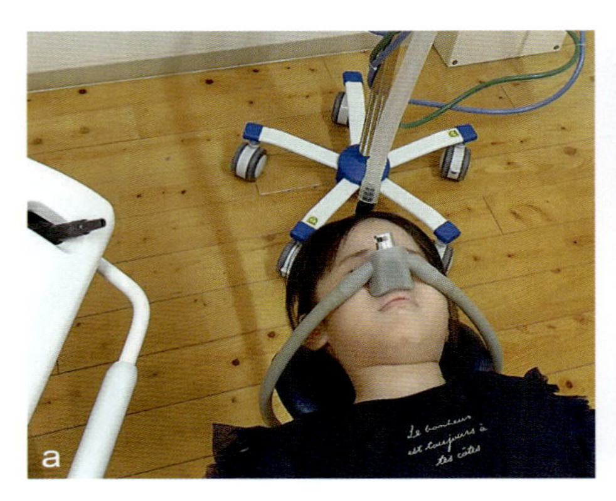

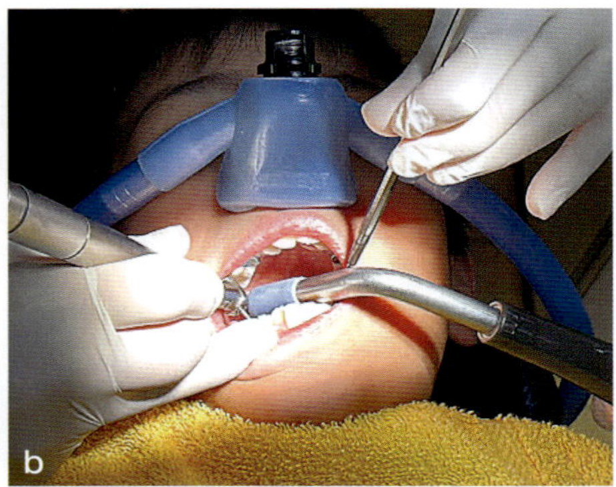

図1　歯科医院での吸入鎮静法
a：吸入鎮静器と鼻マスクを装着した患者　b：吸入鎮静法を使用した小児歯科治療

A 適応と禁忌

適応と注意症例を表1に示します。

表1　吸入鎮静法の適応と注意症例、長所と短所

	適応	注意症例
適応と注意症例	・治療を嫌がる非協力な低年齢小児や知的能力障害 ・歯科治療に対する恐怖症、パニック障害、嘔吐反射など ・高血圧症などの循環器疾患患者 ・吸入鎮静法の使用が有益な患者	・ビタミンB_{12}欠乏症の患者 ・造血機能障害のある患者 ・体内閉鎖腔のある患者 ・妊婦 ・鼻炎など鼻閉のある患者 ・満胃（満腹状態）の患者
	長所	短所
長所と短所	・特別な技術が不要 ・効果と覚醒がはやい ・呼吸循環器への影響がほとんどない	・鼻呼吸ができないと適応できない ・診療室の換気や担当スタッフの曝露へも配慮が必要
除痛効果	疼痛閾値を上げるが形成時の知覚過敏、抜髄、抜歯では通常量の局所麻酔が必要 局所麻酔不要例：すぐに終わる乳歯抜歯、軽い知覚過敏のある除石処置　など	
設備・医療機器	・吸入鎮静器、専用鼻マスク ・亜酸化窒素、酸素のガス配管工事（ガスボンベ一体型の吸入鎮静器では不要）	
実施・管理医療者	・すべての歯科医師 ・歯科医師の指示により、吸入鎮静法に関する知識のある歯科衛生士も実施可能	

1. 適応

開業歯科医院を訪れる多くの患者に有用です。適応についてはPART2「C 薬物を使用した行動調整」図6のチャート図も参照してください。

1）治療を嫌がる小児・知的能力障害者

治療を嫌がる小児や知的能力障害者には適応患者が多く、最初は鼻マスクを見せたり触れさせることから始め、鼻の上にかぶせる、亜酸化窒素の臭いを体験するなどのトレーニングを行います。鼻マスクを拒否する場合は、当日、吸入鎮静法を利用して治療することは期待できません。まずはトレーニングからの取り組みとなります。通常は1～2回でトレーニングは完了できます。

渡辺らの報告[1]では、知的能力障害者であっても発達年齢3歳以上（言葉による指示が可能）であれば半数程度で吸入鎮静法が受け入れられる一方、発達年齢が2～3歳では、恐怖や不安感が緩和せず効果が得られない者が多いとされます。

2）歯科治療に対する恐怖感や不安感、苦痛感を軽減したい患者

・歯科恐怖症、パニック障害、過換気症候群などがあり、歯科治療に大きなストレスを感じる患者
・嘔吐反射のある患者
・歯周病手術や埋伏歯抜歯など治療侵襲が高い場合
・歯周病ケアなど、侵襲度は高くなくとも処置時間が長い場合

※精神疾患患者や嘔吐反射がある患者では吸入鎮静法が無効のこともあります。D-「2. 鎮静がうまくいかないケース」参照。

3）持病があり、歯科治療による精神的ストレスを軽減したい患者[2]

・安定した状態にある心血管系疾患、脳血管疾患
・コントロールされている喘息、糖尿病、てんかんなどの痙攣性疾患※

※以前はてんかんのある患者に亜酸化窒素吸入鎮静法が禁忌とされていましたが、亜酸化窒素自体にてんかん発作作用はなく、1995年頃より適応禁忌から外されています[3]。

2. 注意症例

亜酸化窒素の投与について公益社団法人日本麻酔科学会のガイドライン[4]では、次の患者に対して「禁忌」ではないが「慎重投与」としています。医科領域の全身麻酔に比較して、歯科領域の吸入鎮静法は「絶対必要」とはされておらず、注意症例に該当する場合は、要因が解消されるまで吸入鎮静法は見合わせます。

1）ビタミン B_{12} 欠乏症の患者

ビタミン B_{12} の不活性化により造血機能障害や神経障害を起こすことがあります。

2）ビタミン B_{12} と関連のない造血機能障害の患者

亜酸化窒素の副作用が強く現れることがあります。

3）体内閉鎖腔を有する患者[5)]

①耳管狭窄症、中耳炎、気胸、気脳症、腸閉塞
②ペースメーカー挿入直後（7～10日間）
③網膜剝離治療として硝子体内ガス注入直後
・sulfur hexafluoride（SF6）２週間以内
・perfluoropropane（C3F8）８週間以内
※窒素と亜酸化窒素の血液／ガス分配係数較差により、亜酸化窒素は体内閉鎖腔で容易に拡散します。体内閉鎖腔では、亜酸化窒素30%で1.4倍、40%で1.7倍に内圧が上昇、あるいは容積が拡大します。上記の状況下では亜酸化窒素の使用を避けます[5)]。

4）妊婦

妊婦への影響の安全性の報告がありませんので、妊婦または妊娠している可能性がある患者への使用は避けます。

5）安定した鼻呼吸ができない患者

扁桃肥大や鼻閉など物理的な鼻咽腔狭窄／閉塞、または鼻呼吸の能力が未発達の場合では、鼻呼吸ができないため吸入鎮静法を適応できません。

6）満胃

鎮静度が深くなると嘔気、嘔吐を誘発する可能性があります。満胃状態は避け、ラバーダムの使用時や小児では特に注意しましょう。亜酸化窒素による嘔吐物は吐瀉(としゃ)されず、逆流するように静かに上がってくるといわれます[5)]。

誤嚥防止のためには、ラバーダムを治療側に寄せ、反対側口角部分などから常に口腔内が見えるようにしておくと嘔吐の発見と対応が迅速でしょう。嘔吐の際はバキュームのある方向へ顔を横に向けて、空けておいた隙間からすばやく吸引し誤嚥を防止します。

B 必要な設備と医療機器

1．ガスの供給手段

吸入鎮静法では、吸入鎮静器を使って亜酸化窒素と酸素の混合ガスを鼻から吸入させることで鎮静効果を得ます。吸入鎮静器へ亜酸化窒素と酸素を供給する方法は二通りあります（図２）。

1）一体型の吸入鎮静器

吸入鎮静器にボンベが装填され一体化されています。テナント開業の医院でも配管工事をせずに実施でき、複数の部屋をまたいでの移動もしやすく導入しやすいでしょう。ボンベの容量が小さいため、空になる前に余裕をみた交換が必要になります。

2）セントラルパイピング方式

セントラルパイピングでは、診療室または屋外に、2本以上の大容量ボンベを置いたボンベ室を設置して（図3）、診療室の使用場所にアウトレットを設置します。

使用中のボンベが空になったら、供給をもう一方のボンベに切り替えます。空ボンベは業者に交換してもらいます。このガス供給路は、全身麻酔を行う場合にも全身麻酔器への酸素、亜酸化窒素の供給路としても使用できます。

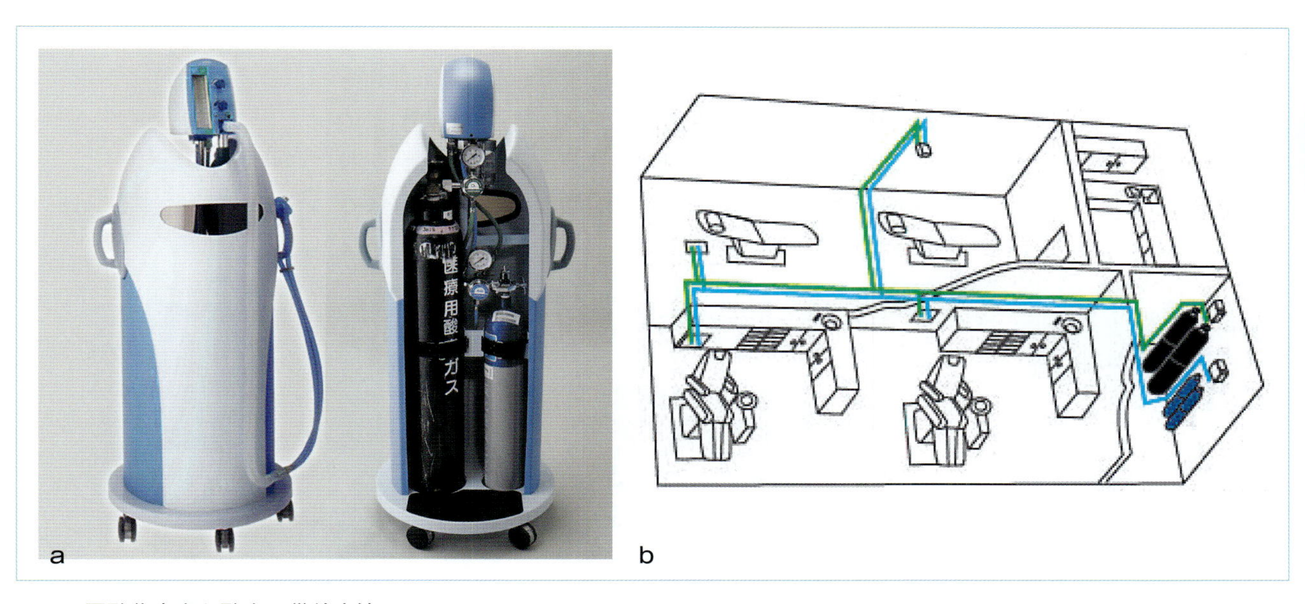

図2　亜酸化窒素と酸素の供給方法
a：一体型の吸入鎮静器（セデント サイコリッチ移動式モデル／株式会社セキムラ）　b：セントラルパイピング方式　（写真提供：株式会社セキムラ）

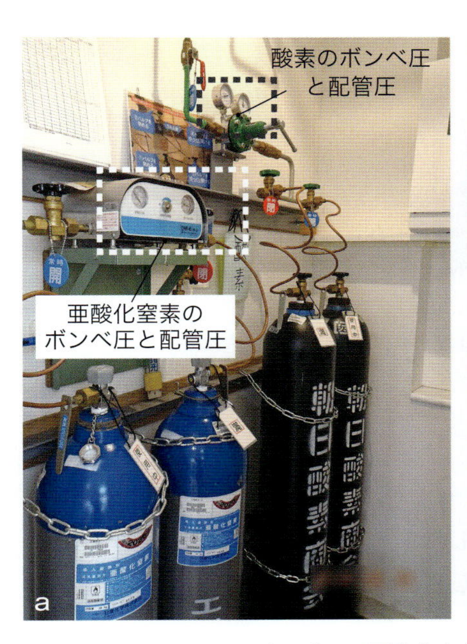

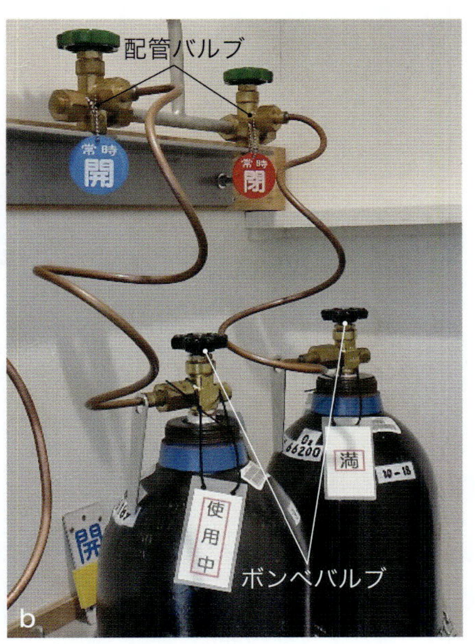

図3　セントラルパイピングでの亜酸化窒素と酸素の供給方法
a：ボンベ室に、酸素ボンベ（充填量 7,000L）と亜酸化窒素ボンベ（液化亜酸化窒素充填量 30kg）を2本以上設置し、診療室のアウトレットへガスを供給します。ボンベはチェーンなどで固定することが義務付けられています
b：バルブの開閉で供給ボンベを切り替え、ガス供給が途絶えないようにします。使用中等の札をかけて区別します

2. 吸入鎮静器

1）構造と安全性

セントラルパイピングで亜酸化窒素と酸素に接続した吸入鎮静器（セデントサイコリッチ／セキムラ）を図４に示します。亜酸化窒素と酸素のアウトレットへ接続した耐圧管により亜酸化窒素と酸素が供給できます。十分な量のガスが吸えるようにリザーバーバッグを置き「ガス貯め」をつくっておきます。

吸入鎮静器にはいくつかの安全装置が設置されています。Pin Index System により供給ガスの取り違いは起こりませんが、何らかの原因で酸素の供給だけが途絶えると、自動的に亜酸化窒素の供給も遮断されます。酸素濃度が30％を下回るような操作をした場合でも、回路内が30％以上の酸素濃度となるように亜酸化窒素流量が自動的に減量されます。吸入ガスの不足があれば、室内空気を吸入することができる大気吸入弁が設置してあります。また、必要に応じて高流量で100％酸素を回路内に送ることも可能です（O_2フラッシュ）。

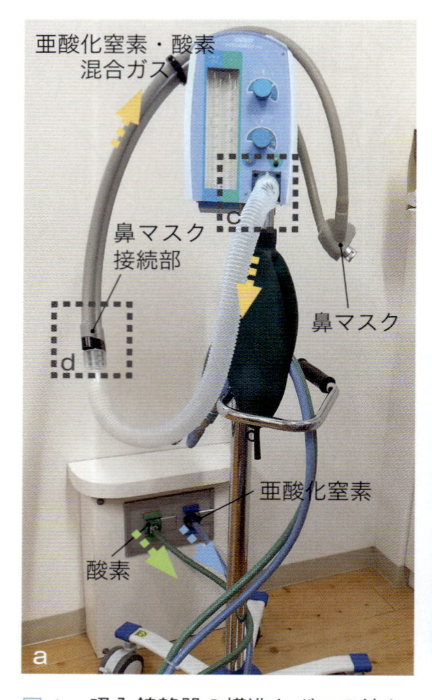

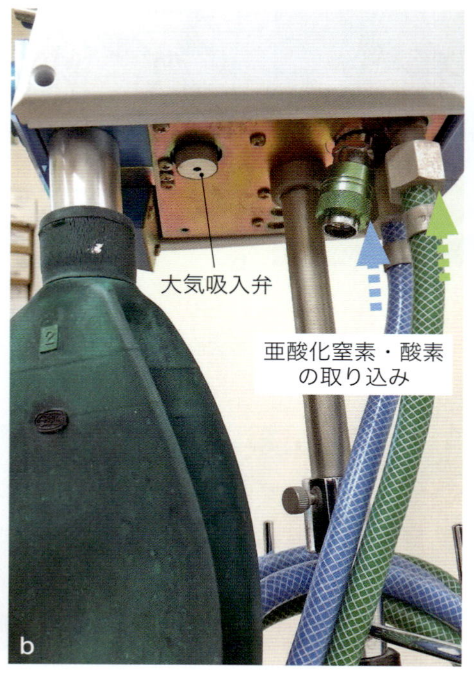

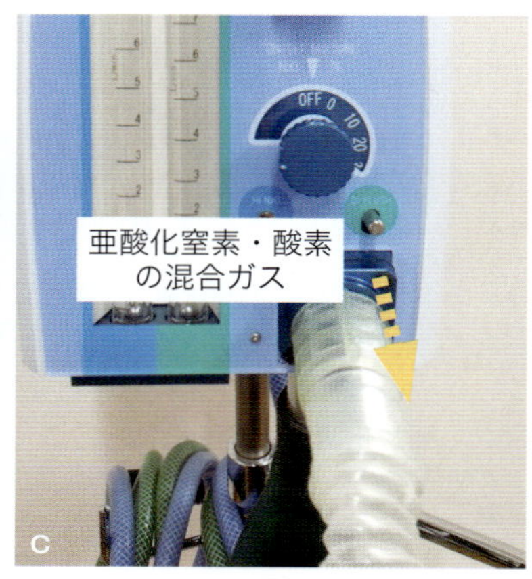

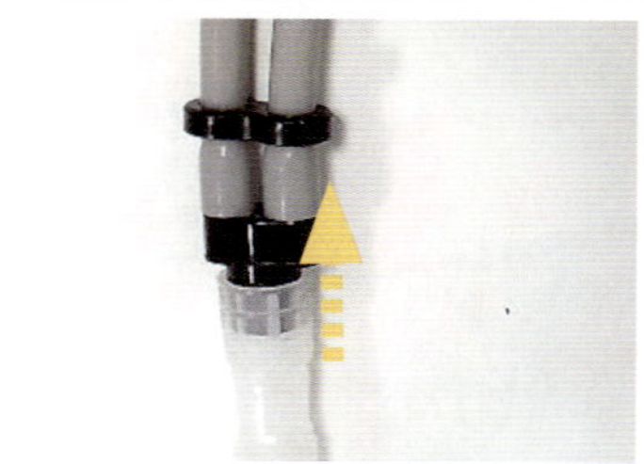

図４　吸入鎮静器の構造とガスの流れ
a：セントラルパイピングからのアウトレットに接続します　b：鎮静器本体の下部より亜酸化窒素と酸素を取り込みます
c：混合ガスを供給します　d：鎮静器からの吸気ホースを鼻マスク回路と接続して使用します

2）鼻マスクの構造と衛生管理

鼻マスク回路を亜酸化窒素・酸素の混合ガス供給ホースと接続して使用します（図５a）。鼻マスクには外鼻孔周囲を完全に覆う形態のものと、外鼻孔に差し込む鼻カニューレタイプがあります。鼻カニューレタイプは周囲の空気も吸気に混入するため鎮静効果が弱まる可能性があります。外鼻孔周囲に密着する形態の鼻マスクが鎮静ガスを効率よく吸入できます。

吸入鎮静器の流量ダイヤルと亜酸化窒素濃度ダイヤルを調整すると、左右に分かれた鼻マスク回路から亜酸化窒素・酸素混合ガス（あるいは100%酸素）が鼻マスク内に供給されます。患者の鼻から呼出された呼気は、鼻マスク先端についている呼気弁から排出されます。呼気弁は呼気時に鼻マスクの内側から外側への圧で開き、吸気時にマスク内へ向かう圧で閉じます（図5 a）。

使用後は、ホース部分をアルコール清拭し、鼻腔周りに密着させるマスク部分を取り外して薬液浸漬し、内側の隅々まで消毒します（図5 b）。

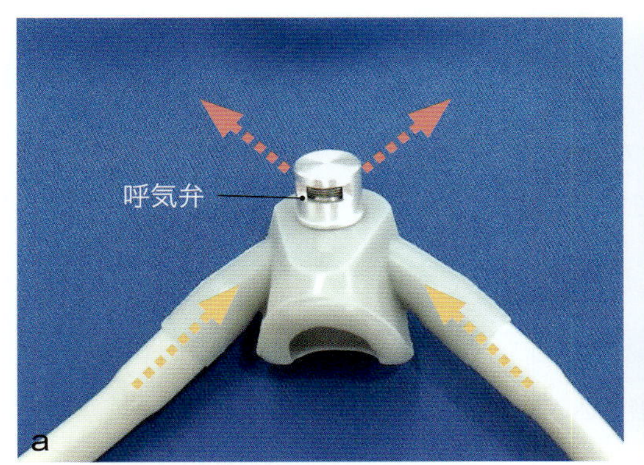

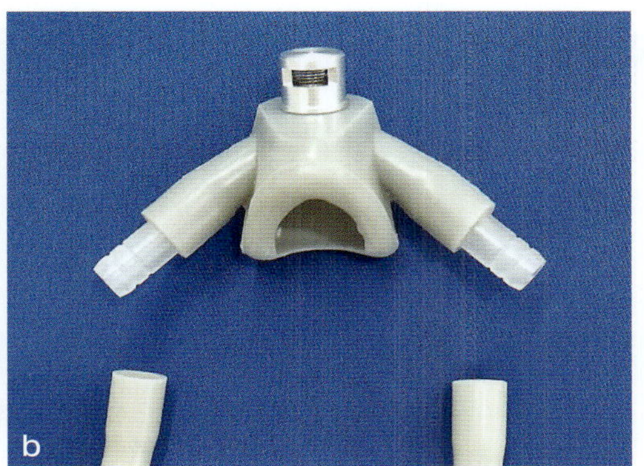

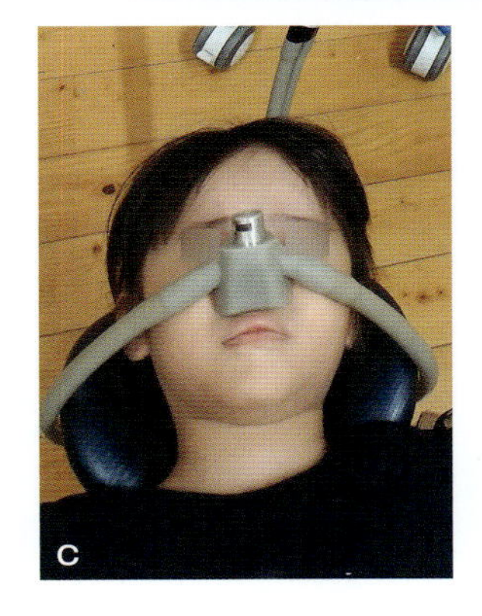

図5　鼻マスクの構造とガスの流れ
a：鼻マスク回路。左右のホースから亜酸化窒素・酸素混合ガス（黄矢印）が流れ、患者は鼻から吸入します。鼻からの呼気（赤矢印）は呼気弁から排気され、マスク内から外へ向けて一方向のみに流れます　b：鼻マスクはホースと切り離せますので、患者ごとに交換し消毒します　c：装着時

3. バイタルサインのモニタリング機器

亜酸化窒素の薬理効果は鎮静効果が主たるもので、循環や呼吸に大きな影響はありません。しかし、吸入鎮静法を併用しても歯科治療の精神的ストレスは皆無ではなく、局所麻酔の薬理効果もあります。

吸入鎮静法の有無にかかわらず、持病のある患者では血圧測定やパルスオキシメータによるモニタリングを行います（→機器等はPART2-B参照）。

C 吸入鎮静法で使用される薬剤

麻酔に使用される吸入麻酔薬は数種類あり、吸入鎮静法の特別な使い方としてセボフルランなどの効力の強い揮発性麻酔薬も使用されることがありますが、歯科治療での吸入鎮静法で使用される吸入麻酔薬は亜酸化窒素（N_2O）のみで、医療分野では「笑気」とも呼ばれています。

1．亜酸化窒素の特徴

吸入麻酔薬を理解するうえで重要なポイントは、効果発現と覚醒のスピードにかかわる「血液／ガス分配係数」と、麻酔の効力を示す「MAC（マック）」です（表２）。

表２　吸入麻酔薬の効果を表す指標

指標	N_2O	解説
血液／ガス分配係数	0.47 ※吸入麻酔薬としては小さい	肺胞から血液への溶け込みやすさを表す。この比率は吸入麻酔薬の種類に特有であり、この係数が小さいほどすぐに平衡状態に達し、麻酔効果の効果発現と覚醒がはやい
MAC (Minimum alveolar concentration)	1MAC＝105% ※吸入麻酔薬として極端に大きい	吸入麻酔の強さを表す。ヒトに皮膚切開などの侵害刺激を加えたときに、50％のヒトが体動を示さないための最小肺胞内濃度（1MAC）を％で表記する。この値が小さいほど少ない濃度で麻酔効果が得られ、強い麻酔効力をもつ

1）血液／ガス分配係数

吸入麻酔薬は肺に吸入され、肺胞から血液に溶け込み麻酔効果を発揮します（図６）。肺胞から血液内への溶け込みやすさの指数が血液／ガス分配係数です。血液に溶け込みにくいガスほど肺胞と血液のガス分子は速く平衡状態に達し、目標の効果を発揮します。ガスの投与流量を増減しても効果に変化はなく、鎮静度を変更するためには亜酸化窒素の濃度を変更します。

亜酸化窒素はほかの吸入麻酔薬に比較してこの係数が小さく、効果の発現と覚醒がはやい性質があります。しっかり吸入できれば１分程度で平衡状態に達します。

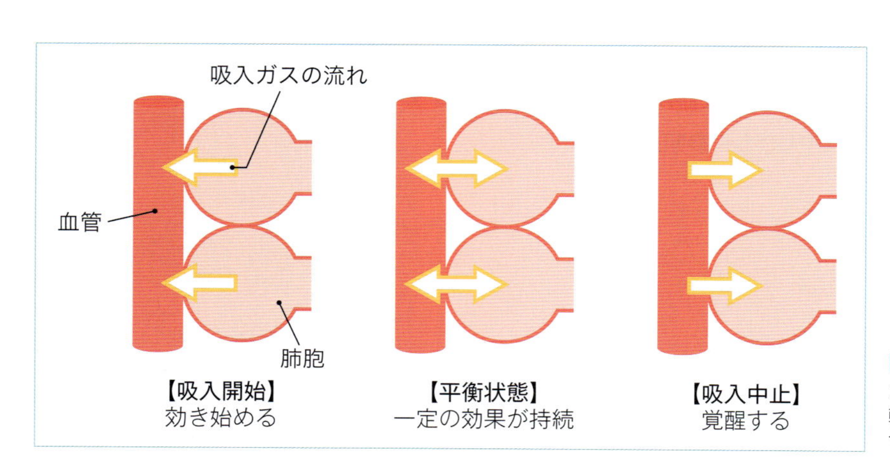

図６　肺胞でのガス交換と麻酔効果
ガスが肺胞内へ吸入され、分子濃度による圧較差により血管内へ溶け込み効力を発現します。一定濃度溶け込むと平衡状態となります

2）MAC

吸入麻酔薬の強度を表す用語として「MAC」が用いられます。全身麻酔に到達するには1.3MAC程度の麻酔効力が必要とされます。亜酸化窒素の1MACは105%（理論値）です。吸入鎮静器や全身麻酔器は70%以上の亜酸化窒素を患者に吸入させることはできませんので、亜酸化窒素のみで全身麻酔を行うことはできません。吸入鎮静法（N_2O 約30%）での鎮静効果や疼痛鈍麻効果は確実にありますが、患者は意識下にあり、抜髄や抜歯などの痛みを伴う歯科治療では局所麻酔の併用が必要です。

2．使用上の注意点

1）鎮静終了時の100%酸素吸入

高濃度の亜酸化窒素と酸素の混合ガスを吸入後、ただちに空気（N_2 約80%）を吸入すると、吸入した窒素より多量の亜酸化窒素が肺胞内に排出されてしまい、亜酸化窒素と窒素の血液／ガス分配係数の違いによって拡散性低酸素症が起こります。

吸入鎮静法で使用される30%程度の亜酸化窒素の吸入を中止した場合に、ただちに低酸素症となるわけではありませんが、一時的な肺胞内酸素濃度低下は起こっていますので、すっきりした覚醒のためにも吸入鎮静法終了後には100%酸素を数分間吸入させるようにします。

2）診療室の換気

亜酸化窒素は効果が弱いとはいえ吸入麻酔薬ですので、診療室は換気ができている状態にします。排出ガスを診療室外へ出す方法として、呼気回路のある鼻マスクを使用して呼気回路を室外／屋外へ出す、または余剰ガス排除装置の設置[5]、などもあります。

3）スタッフへの配慮

妊娠の可能性がある、または妊娠している女性スタッフは慢性曝露を避けます。また、亜酸化窒素には習慣性、耽溺性があるため、医療以外の目的で使用することは厳に慎まなければなりません。

4）火器の使用

酸素と亜酸化窒素には支燃性の性質があります。鼻呼吸で投与されるため口腔内へはほとんど流入しませんが、周辺の空気には拡散されることになるため、ガスバーナーなどの火気は引火・爆発の危険があり、使用を避ける必要があります。

Point 解説

診療中の慢性曝露への配慮

①同室の患者やスタッフにガスを吸わせないように、可能なかぎり個室を用いるなどの配慮をします。
②吸入鎮静法を行っている個室は、窓を開けるなどして必ず換気します。
③妊娠の可能性があるスタッフは、（さりげなく）吸入鎮静法の担当から外します。

3．薬理効果

吸入鎮静法として使用される亜酸化窒素濃度では、鎮静効果が主たる薬理効果で、呼吸や循環への影響はほとんどありません。鎮静効果は吸入濃度によりさまざまな兆候[6]を示します（表3）。

表3　吸入鎮静法における徴候と症状（文献6を参考に作成）

亜酸化窒素濃度	徴候と症状
10～20%	身体が温かい感じ、手足のうずき
20～30%	口の周囲のしびれ感
20～40% （至適鎮静濃度）	・中程度の眠気、痛みの緩和、多幸感 ・身体の浮遊感、舌のしびれ感 ・うなるような響き ・遠くにはっきり聞こえる音
40～60%	・夢、笑い、めまい ・さらに眠気が強くなる ・意識が消失しがちになる ・嘔気と嘔吐が強くなる ・不穏状態

適切な鎮静度（至適鎮静）は、気分の多幸感や身体の浮遊感などが感じられる一方で、説明や呼びかけに対して応答が可能な状態です。

歯科治療で至適鎮静が得られる亜酸化窒素濃度は30%程度ですが、個人差もあるので低い濃度から吸入してもらい、30%より低い濃度で至適鎮静が得られる場合はそのまま使用します。逆に、患者がなかなか至適鎮静状態にならず、より鎮静効果を高めようと濃度を上げていくと、不快感を覚え、ときに嘔気を訴えることもあります。吸入鎮静法として効果と安全性を担保できる濃度は40%程度が上限です。

D　吸入鎮静法の実際

1．基本的な鎮静方法

1）準備

a．適応確認：注意症例に該当しないか？

①かぜやアレルギーによる鼻閉の確認

②妊娠の可能性がないかの確認

③新たな疾患、手術（ペースメーカー植え込み、眼科の水晶体手術など）の確認

④満胃（食事直後）ではないかの確認（特に小児では嘔吐の可能性）

b．器材確認

①ガスボンベのボンベ圧で亜酸化窒素、酸素の残量を確認します。セントラルパイピングではボンベ室のボンベ圧で確認できます（図7）。

②鼻マスクは、小児用と成人用ですが、患者の鼻に合うサイズを選択します。

➲ 吸入鎮静法の基本的な手順

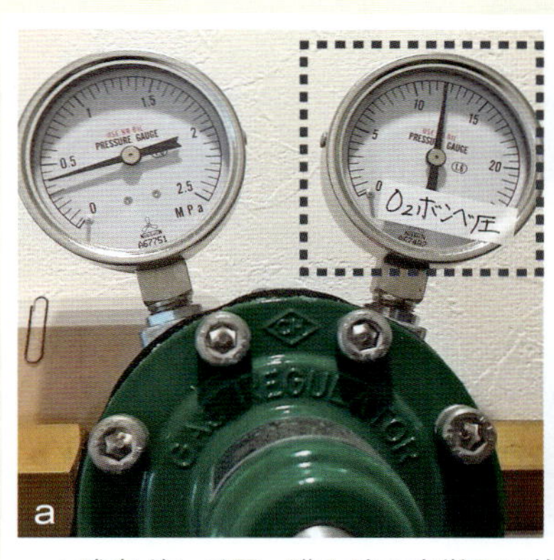

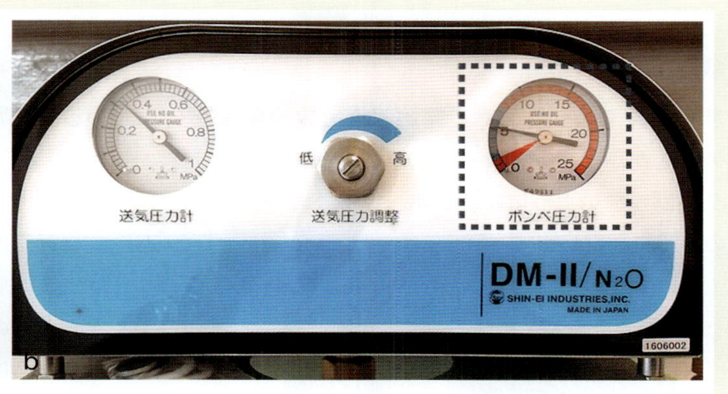

a：酸素ボンベ圧。購入時の充塡圧は約15MPaで消費割合に応じて減圧します　b：亜酸化窒素ボンベ圧。購入時の充塡圧は約5MPaで、80%以上使用するまでボンベ圧は変化せず、ボンベ内の液化窒素（液体）がすべて気化してから消費割合に応じて減圧されます

図7　ボンベ圧の見方

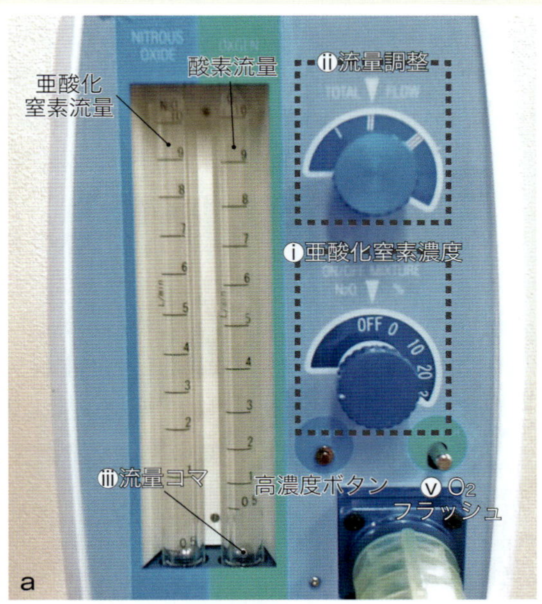

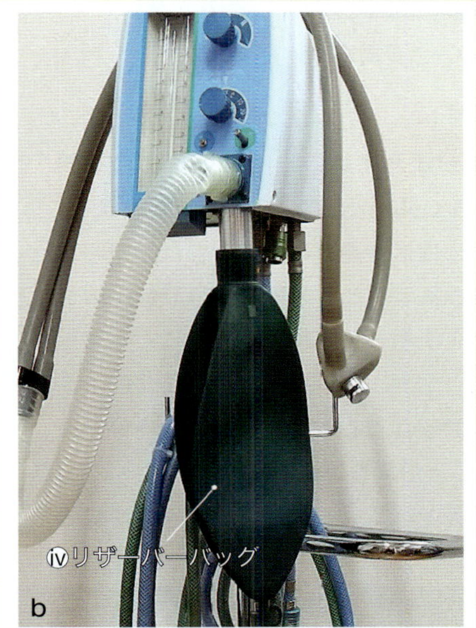

a：吸入鎮静器のボタン、ダイヤル類　b：リザーバーバッグ

図8　吸入鎮静器の操作

❶ 吸入鎮静器から100％酸素を流す

亜酸化窒素（N_2O）濃度調整ダイヤル（図8 a ⅰ）の目盛りがOFFまたはゼロであれば、回路に流れるガスは100％酸素です。流量調整ダイヤル（図8 a ⅱ）を回して酸素を流します。回路内を酸素が流れ始めると酸素流量計内の流量コマ（図8 a ⅲ）が流量数値（L/M）まで上昇します。成人で10L/M、小児で7L/Mを流します。

❷ リザーバーバッグの膨らみを確認する

酸素を流し始めてもリザーバーバッグ（図8 b ⅳ）の膨らみが足りないときは、鼻マスクの開放部を手で閉鎖して、鎮静器パネル右下のO_2フラッシュのレバー（図8 a ⅴ）を押し下げると、急速に高流量酸素が回路内に流れリザーバーバッグは十分に膨らみます。

❸ 鼻マスクの着用

患者に鼻マスクを見せて開始する旨を知らせ、マスクをかぶせます。サイズの適合を確認し、マスクが動かないように左右のホースをヘッドレストの後ろで固定します（図9）。

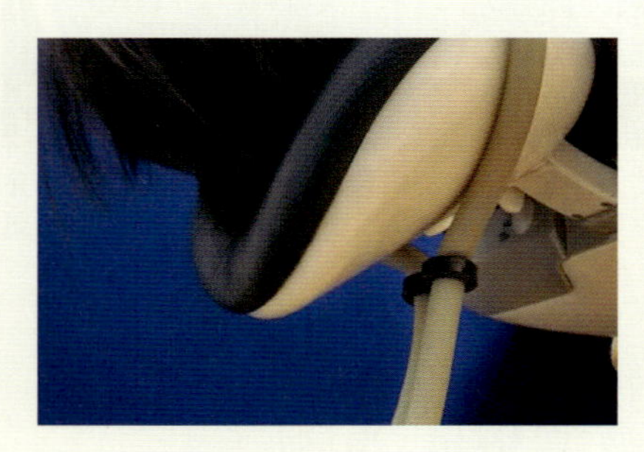

図9　ホースの固定

❹ 鼻呼吸の確認

100%酸素が流れている状態で患者に口を閉じさせ、無理なく鼻呼吸ができるかを確認します。障害者や小児で指示が通りにくいときは、口呼吸でも鎮静が得られる鼻と口を覆う全身麻酔用のフェイスマスクを使用して鎮静を始めることも選択肢の一つです（図10）。鎮静がかかることにより自然と鼻呼吸ができることがあり、その場合、鼻マスクに交換して治療を始められます。

患者が鼻呼吸できているかどうかは表情や胸の動きのほか、リザーバーバッグが規則的に凹んでいるか（吸っているか）でも確認できます。

❺ 亜酸化窒素吸入の開始

鼻呼吸が確認できたら、N_2O 濃度を10%に上げ、数呼吸ごとに5%刻みで濃度を上げていきます。ガスの総投与量は変わらないため、N_2O 濃度が上がるに従い酸素の流量計の流量コマは下がっていきます。

患者が意識を失うことはありませんので「リラックスしてきましたか？」「手足が温かい感じですか？」などと話しかけ、安心させる会話をします。ゆっくりとした呼吸や会話、瞼にやや重たい感じなどがみられ、問いかけには応答できる状態が至適鎮静状態です。至適鎮静状態は N_2O 濃度20〜30%で得られることが多く、原則的に30%を超える濃度には上げません。

しかし感覚には個人差もあり、障害者などでは体動によってマスクがずれてガスリークも生じますので、40%程度で使用することもあります。30%より高い濃度で使用する際は、高濃度ボタンを押しながらダイヤルを回してロックを解除します。

吸入鎮静法としての N_2O 濃度は40%程度が上限です。

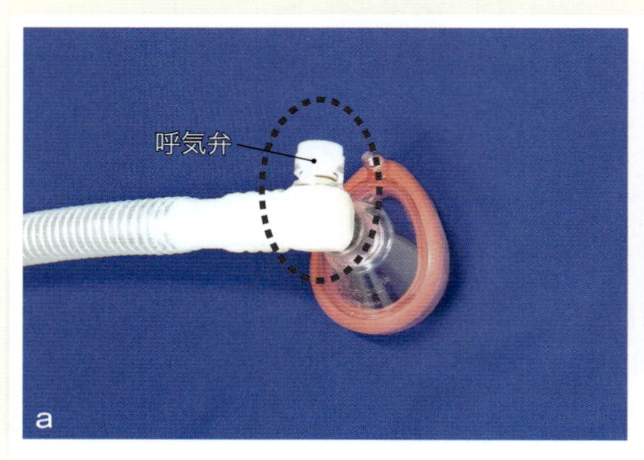

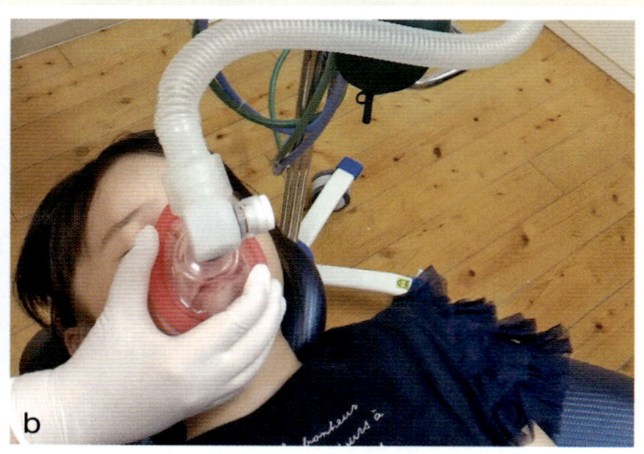

a：ガス供給ホース先端に全身麻酔用のフェイスマスクを接続し、接続部に呼気弁のアダプターを挟みます
b：鎮静状態にしてから鼻マスク回路に交換します

図10　フェイスマスクから始めて鼻マスクに交換する吸入鎮静法

Point
解説

患者が鎮静可能かの目安

・啼泣している小児や拒否行動のある障害者は適切な鼻呼吸ができません。
・興奮している患者にフェイスマスクを使用しても、静かに鼻呼吸ができる状態にはなりません。フェイスマスクでの吸入鎮静法は効果があっても、鼻マスクに交換すると効果がなくなる場合は鼻呼吸ができていません。
・小児の扁桃肥大、障害者の小顎、アレルギー性鼻炎などによる鼻閉など鼻咽腔に物理的な狭窄がある場合は、開口によってさらに気道狭窄／閉塞が起こり、吸入鎮静法はできません。障害者では鼻呼吸機能が未発達の場合もあります。
・小児・障害者では、行動変容法で行動調整（→ PART2-C 参照）ができない場合、身体抑制を回避するには全身麻酔または静脈内鎮静法を検討します。

2）鎮静状態で処置を開始

至適鎮静状態で処置を開始します。患者は鎮静状態で疼痛閾値も上がった状態ですが、有意識下にあるため処置を始めるときは説明をしてから行います。痛覚も残っていますので、生活歯形成時の知覚過敏、抜髄、抜歯などの疼痛を伴う処置では局所麻酔を通常量使用します。吸入鎮静法下では通法下に比較して、局所麻酔時の緊張、不快感は軽減されますが、疼痛を感じてしまうと鎮静効果が得られません。局所麻酔は確実に奏効させます。

処置中は亜酸化窒素濃度を変更しませんが、小児がうとうとしているような場合は濃度を下げてもよいでしょう。

3）治療の終了

治療終了の数分前から亜酸化窒素のみを中止し、100% 酸素を数分間吸入させてから鼻マスクを外します。患者の感覚としてもすっきりした覚醒感があります。

2. 鎮静がうまくいかないケース

適応があり解説のとおりに吸入鎮静法を行っても、患者が「まったく効いていない」「動悸がして気分が悪い」などと訴える場合があります。鎮静は主観的に感じられる感覚のため、歯科治療に対する不安感が強い患者に使用する場合、患者が求める鎮静度や気分と、吸入鎮静法でもたらされる鎮静度や気分が異なる場合に鎮静がうまくいかないと感じられることがあります。

1）「効いていない」と訴えるケース

歯科恐怖症や心理的要因で嘔吐反射があるなど、不安感や恐怖感が大きいと鎮静に過大な期待をかけてしまうことがあります。実際の鎮静度としては「意識・感覚の鈍麻感が得られる」程度です。通常、この意識の鈍麻感が不安を和らげ、感覚の鈍麻感が疼痛閾値を上げ、実際の口腔内治療に際して楽な感覚で治療が受けられます。しかし、患者がこのレベルを「効いている」「痛くなさそう」と自覚できないと、不安がぬぐい切れず「効いていない」という訴えとなります。

2）「気分が悪い」「息が苦しい」「動悸がする」と訴えるケース

過換気症候群やパニック障害などの持病がある患者でも吸入鎮静法は適応ですが、鎮静が効いてくるに従って過換気発作やパニック発作が起こることがあります。亜酸化窒素の効果の一つに気分変容や感覚鈍麻の変化があり、その感覚に対して患者が「これからどうなるのだろう」という新たな不安を感じてしまうと、鎮静が効かず持病の発作を起こしてしまうことがあります。

これらのケースでは、患者の吸入鎮静法に対する期待感や認知のあり方が大きく影響しています。精神疾患を抱えない患者でも事前に以下のことについて理解してもらいます。

Point
解説

吸入鎮静法について患者側に伝えておく内容

・会話ができる程度に意識はあること
・不安・緊張感のレベルはさまざまなので、「効いていない」と感じられることもあること
・鎮静効果や疼痛鈍麻効果もあるものの、痛みを伴う歯科治療では局所麻酔の併用が必要なこと
・鼻からゆっくりと深く呼吸をするとよく効くこと

3）小児や障害者で鼻呼吸ができない場合

意思の疎通が困難な小児や障害者では、鼻呼吸による吸入が可能かどうかが適応判断の要です。しかし外見ではその判断が難しく、患者との意思疎通も困難な場合があるため、医療者が吸入鎮静法の適応や治療中の医療安全について、一般成人以上に気を配る必要があります。

また、吸入鎮静法のトレーニングはできていても、実際に吸入鎮静法下での歯科治療を行うと拒否行動などによりうまくいかないときもあります。その際は複数回の吸入鎮静法を適応せず、小児では全身麻酔、成人障害者では静脈内鎮静法の適応を検討します。歯科的問題を解決してから行動変容法を中心とした行動調整に取り組むことも選択肢の一つです（→ E-「２．症例、利用例」参照）。

亜酸化窒素はガスであるため診療室に拡散しますし、また温室効果ガスの一つでもあるため、二酸化炭素などとともに排出量削減の努力は必要です。医療用としての生産量は減少傾向にあり、全体の排出量における割合はかなり低くなっています。一方で、歯科医療にとって吸入鎮静法は理解力のある小児、あるいは不安の強い成人など多くの患者に治療医自ら実施して安全に鎮静を行うことのできるとても有益な方法です。正しい使用方法を身に付けて治療の幅を広げてください。

（志岐晶子）

文献

1）渡辺達夫，小笠原　正，穂坂一夫，小柴慶一，太田慎吾ほか：知的障害者に対する笑気吸入鎮静法の鎮静効果．障歯誌，1996；17（2）：127-133.
2）山城三喜子：歯科治療のための笑気による鎮静法─安全快適な歯科医療の提供と occupational hazards の狭間で─．Medical Gases，2006；8（1）：15-20.
3）鬮田俊介：障害者歯科における薬物的行動調整について─主に笑気吸入鎮静法の適用について─．障歯誌，2016；37（2）：109-114.
4）日本麻酔科学会：麻酔薬および麻酔関連薬使用ガイドライン 第３版，Ⅳ吸入麻酔薬．〈https://anesth.or.jp/files/pdf/inhalation_anesthetic_20190905.pdf〉
5）小笠原　正：吸入鎮静法─全身管理と行動調整のための一手段─．日歯麻誌，2019；47（4）：130-137.
6）金子　譲：歯科における笑気事故．Medical Gases，1998；1（1）：120-124.

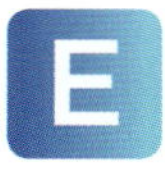

E 吸入鎮静法の症例、利用場面

当院（おがた小児歯科医院）でも、自閉スペクトラム症、発達障害、知的能力障害、脳性麻痺などを代表とする障害児者を中心に、少しこわがりの患者、高血圧などの有病者を含めて、小児から高齢者まで、年齢、性別、障害の有無を問わず、幅広い患者に吸入鎮静法を臨床応用しています。吸入鎮静法が、特に有効である症例を表４に示します。このなかから、いくつか症例を提示します。

表４　吸入鎮静法の有効症例

分類	具体例
こわがりの患者	・知的能力障害 ・発達障害（自閉スペクトラム症・ADHD・LD） ・精神疾患 ・治療困難患者（歯科治療恐怖症、異常絞扼反射） ・小児 ・少しこわがりの健常者
緊張が強い患者	・肢体不自由（脳性麻痺）
有病患者	・高血圧症、心疾患、脳血管疾患

1．吸入鎮静法の流れ

1）吸入鎮静法下でのレジン充塡（治療時間 30 分）

当院の吸入鎮静法の流れを、局所麻酔下でのレジン充塡（治療時間30分）をイメージして図11、12に示します。

2）効果的な吸入鎮静法

より効果的に吸入鎮静法を行うポイントは、Tender Loving Care（TLC）、姿勢／体位への配慮、プラスの声かけなどを中心とした基本的対応のもとで、視覚支援、TSD 法、カウント法を代表とする行動療法を併用し、無痛治療に努め、ラバーダム防湿や開口保持などの配慮と工夫をチーム医療として行い、亜酸化窒素濃度は30～40％で最初から

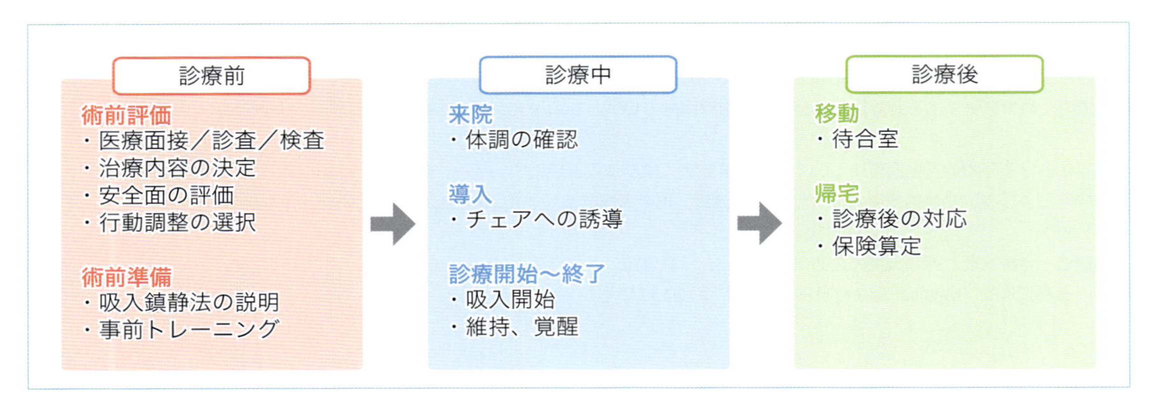

図 11　吸入鎮静法の流れ（概要）

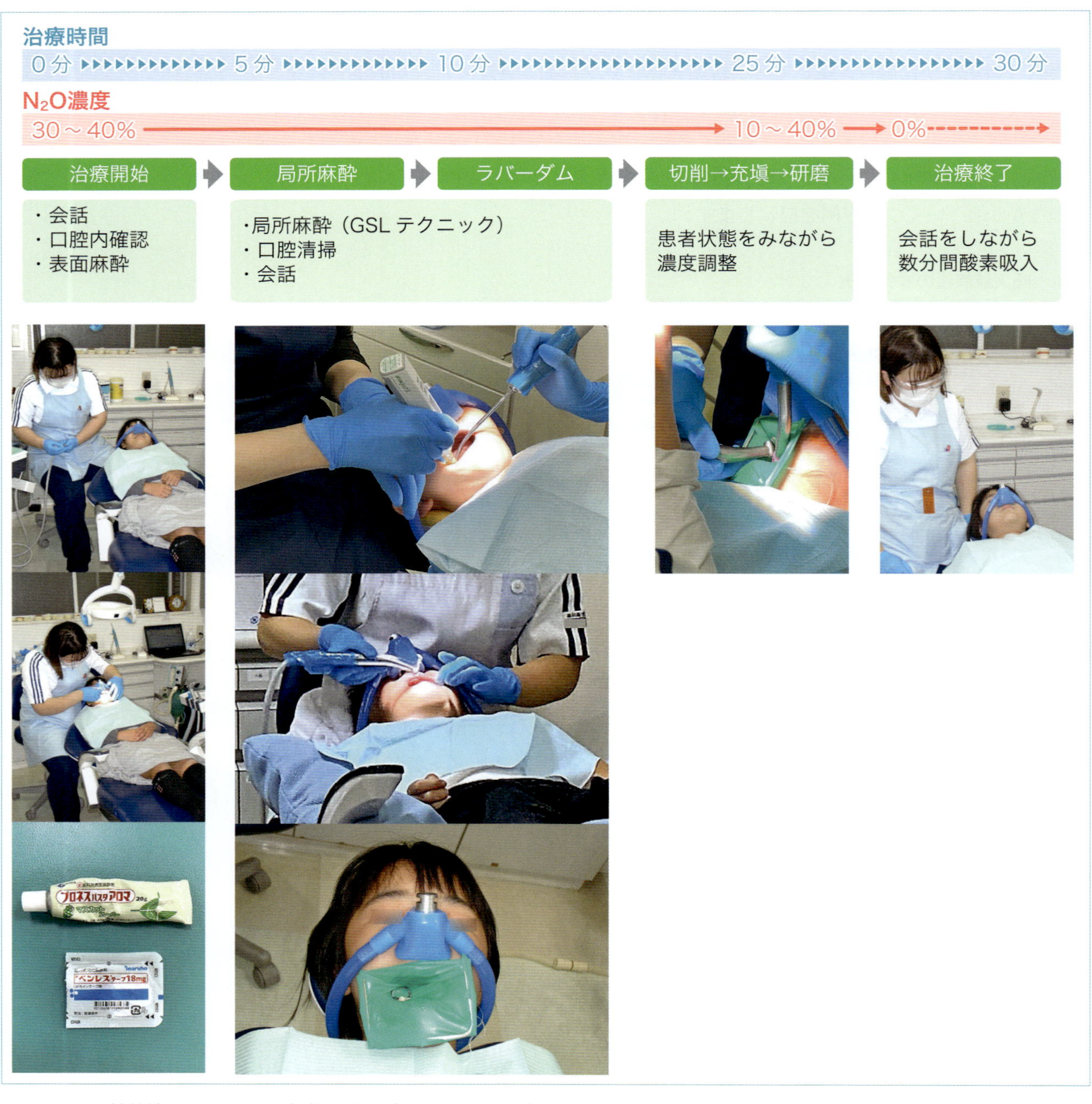

図 12　吸入鎮静法下でのレジン充填の手順（治療時間 30 分）

しっかりと効かせ、肝心な治療のポイントまで10分前後じっくりと待つことが、吸入鎮静法の成功への鍵となります（図13）。

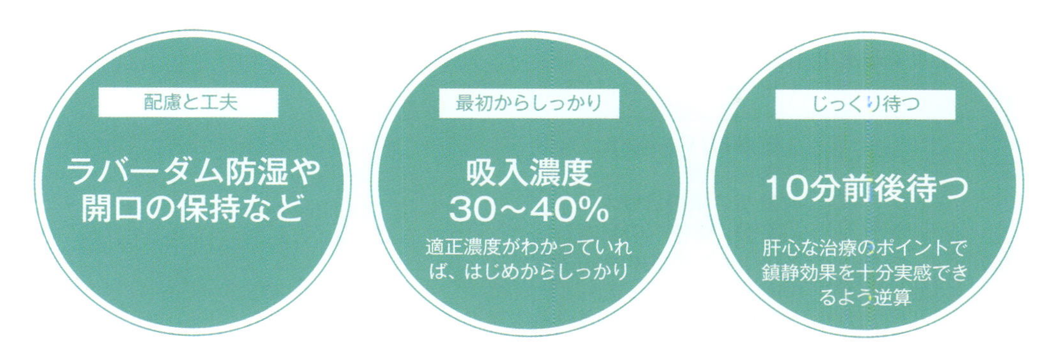

図13　効果的な吸入鎮静法のポイント

吸入鎮静法を成功に導く基本的な対応

チーム医療のなかでそれぞれが忘れず心がけることで、スムーズな治療へつながっていきます。

- TLC、BIM（歯ブラシのみでのアプローチ）、姿勢への配慮、無痛治療、プラスの声かけ【基本的対応】
- ラバーダム防湿、開口保持器の使用【器具器材の工夫】
- 視覚支援、TSD法、カウント法、トークンエコノミー法【行動療法】
- 十分なカルテ記載

2. 症例、利用例

1）10歳男児（注意欠如多動症）の印象採得

- 主訴：前医で矯正検査のための全顎印象採得が困難だった（他院からの紹介患者）

a．経過

- 初診：口腔内診査、印象採得の流れと行動調整について説明
  治療方針→吸入鎮静法下で印象採得
- 2回目：印象採得の流れをイラストで説明し、アルジネート印象材の感触、臭いなどを事前に確認し、吸入鎮静法下で個歯トレーにて印象採得の練習（スモールステップでの対応）
- 3回目：基本的対応のもとに、吸入鎮静法下（亜酸化窒素濃度40%）で上下全顎の印象採得を実施し、拒否や嘔吐反射もなく終了

b．症例のポイント

吸入鎮静法が不安を和らげ、嘔吐反射をコントロールすることをサポートしてくれたと感じた症例でした。スペシャルニーズ歯科の行動調整には、静脈内鎮静法、経口投与鎮静、全身麻酔などの特殊な方法もありますが、一般開業医では、基本的対応、行動療法、体動コントロール、吸入鎮静法などの一般的な方法が行動調整の中心となります。特に、基本的対応（表5）は全ての患者に共通して行う方法で、本症例にお

いても、TLC、事前説明、刺激の強度の調節、姿勢や体位への配慮、プラスの声かけ・具体的な声かけを中心とした基本的対応を行うことで、吸入鎮静法の効果がより高まりました。

表5　スペシャルニーズ歯科における基本的対応

基本的対応	
① TLC	⑧刺激のパターン化
② BIM アプローチ	⑨無痛治療
③事前説明	⑩診療の環境を整える
④激励と賞賛	⑪姿勢、体位への配慮
⑤代用語を使用（婉曲語法）	⑫ Four handed dentistry
⑥刺激の強度の調節	⑬器具、器材の工夫
⑦刺激の量の調節	⑭プラスの声かけ・具体的な声かけ

2）11歳女児（定型発達）のう蝕治療

・主訴：局所麻酔が怖くて治療できない（他院からの紹介患者）

a．経過

・初診：口腔内診査、デンタルＸ線撮影、治療の必要性および治療の流れを説明、行動調整について説明
治療方針→吸入鎮静法下で局所麻酔を使用し、う蝕治療

・2回目：う蝕治療のためのトレーニング（基本的対応、行動療法）、吸入鎮静法の体験（亜酸化窒素濃度の確認）

・3回目：基本的対応および行動療法（視覚支援、TSD 法、カウント法）のもとに、吸入鎮静法下（亜酸化窒素濃度30～40%）で、表面麻酔薬塗布後（２分間）に局所麻酔を行い、ラバーダム防湿下で問題なくレジン充填を終了

b．症例のポイント

患者が " 頑張ってみる " という前向きな気持ちで治療に臨んだことが、問題なく治療ができた最大の要因だと考えますが、吸入鎮静法がそれをサポートしてくれたと感じた症例でした。表６に示すような行動療法を併用することで吸入鎮静法の効果が高まります。特に、TSD 法、カウント法、モデリング法、トークンエコノミー法、視覚支援は日常の臨床で活用する方法です。さらに、症例１および２のように、局所麻酔、印象採得、抜歯、小帯切除など、処置内容によって吸入鎮静法が有効な場面は多々あります。

表6　さまざまな行動療法

不安軽減法（情動反応）	行動形成法（自発行動）	その他
・レスポンデント条件付け ・リラクセーション法 ・系統的脱感作法 ・エクスポージャー法 　段階的エクスポージャー法 　フラッディング法 　TSD 法 　カウント法 ・モデリング法	・オペラント条件付け 　トークンエコノミー法 　タイムアウト法 　ボイスコントロール法 　シェイピング法	・視覚支援 ・遊戯療法

臨床でつかえる行動療法の最強の武器「声かけ」のポイント

日常臨床ですこし治療が難しいと感じる患者にも、好きなキャラクター、物、イベントなどについて話してみたり、声かけを意識すると思わぬ効果があることもあります。

- **患者の気持ちが前向きになるように**
  例）「今日もよくきて偉いね」「こんなことができて、すごいね」「きっとできるよ」
- **優しく、丁寧に**
  例）「大丈夫だよ」「できてるよ」「我慢しないで何でも言ってね」「またおいでね」
  【良くない例】
  「ちゃんとして」「動かないで」「痛いの？」「我慢して」
- **具体的に伝える**
  例）「ちょっと待って」→「あと１分待って」
  「危ない」→「座ってね」
- **保護者の頑張りを誉める**
  例）「お母さんが頑張って連れてきてくれるから」
- **できるようになったことを誉める、希望をもたせる**
  例）「少しだったけどお口を開けられましたね」「お口を開けるのが上手になりましたね」
  「ずいぶんしっかりしてきましたね」「丈夫な歯が生えてきましたね」

3）46歳男性（異常絞扼（こうやく）反射）のう蝕治療、歯周基本治療

- 主訴：う蝕があり治療が必要だが嘔吐反射が強くて治療ができない

a．経過

- 初診：口腔内診査、パノラマＸ線撮影、治療内容および行動調整について説明
  治療方針→静脈内鎮静法下でのう蝕治療
- ２回目～６回目：静脈内鎮静法下（使用薬剤：プロポフォール）でデンタルＸ線撮影、歯周精密検査を行い、表面麻酔と局所麻酔を実施後、ラバーダム防湿下でう蝕治療および歯周基本治療を問題なく終了
- ７回目以降：う蝕治療および歯周基本治療が終了し、治療内容の変化に伴い行動調整の方法を再検討し、吸入鎮静法下（亜酸化窒素濃度40%）で歯周基本治療を実施、診療の妨げになるような嘔吐反射はなく継続的な口腔健康管理を継続

b．症例のポイント

歯科治療恐怖症や異常絞扼反射の治療困難患者において、最初は、静脈内鎮静法下での深い鎮静による行動調整を行い、処置内容や時間の経過のなかで、徐々に吸入鎮静法下での軽い鎮静で診療が可能になるケースを経験します。その患者にとって常に同じ行動調整が必要なわけではなく、患者の状況に応じて行動調整も変化することを念頭に置き、歯科が苦手な患者への理解と共感に基づいた信頼関係の構築が何よりも大切となります。

4）6歳女児（知的障害を伴う自閉スペクトラム症）の長期管理症例

- 主訴：う蝕があるが歯科を受診することができない

a．経過

・初診：口腔内診査（多数歯う蝕）、行動調整について説明
治療方針→全身麻酔下での歯科治療

・2回目：全身麻酔下歯科治療（GOSPによる経鼻的気管内挿管）

・3回目～5回目：車から出られない状態で、車で歯磨きと口腔内診査を実施

・6回目～：待合室に入ることができ、待合室で歯磨きと口腔内診査を実施

・11回目～：診療室に入ることができ、チェア近くに椅子を置いて歯磨きと口腔内診査を実施

・22回目：全身麻酔下歯科治療（GOSPによる経鼻的気管内挿管）

・42回目：チェアに座ることができ、チェア上で坐位にて歯磨きと口腔内診査を実施

・44回目：チェアを倒すことができ、仰臥位で歯磨きと口腔内診査を実施

・45回目：全身麻酔下歯科治療（GOSPによる経鼻的気管内挿管）

・46回目～：チェアで仰臥位にて、診療器材や診療行為のトレーニング（基本的対応、行動療法）

・85回目：吸入鎮静法下（亜酸化窒素濃度30～40％）で第二大臼歯のシーラント施行

b．症例のポイント

口腔内の状況と発達を踏まえた適応状態を考慮して行動調整を選択した患者です。要所で全身麻酔下での歯科治療を行い、口腔の健康を維持しつつ、基本的対応と行動療法を中心とした行動調整により、歯科への慣れとトレーニングを継続して行い、受診回数85回目の13歳時に吸入鎮静法の力を借り、本人の能力を引きだしてシーラントを行うことができた症例です。

Point 解説

発達軌跡を踏まえた歯科対応

自閉スペクトラム症の患者では発達を踏まえた対応が大切です。困難な時期を把握したうえで支援的関わりで次の時期につなげていきます。長い関わりのなかで、患者の発達に合わせて行動調整を選択していきます。そのなかで吸入鎮静法はとても重要な手法といえます。

・軽度の発達障害でも5歳前後は歯科が著しく困難な時期
・日常生活が安定すれば歯科での適応も向上する（生活をみる）
・困難な時期に将来的な明るい見通しを伝えて希望をもたせる

吸入鎮静法は、安全で、怖くなくて、安心できる歯科診療の提供のためにサポートしてくれるツールの一つだと実感しています。定期的・継続的に歯科を受診してもらうためには、歯科医院が、患者および付き添いの方にとって怖くて嫌な場所ではなく、安全で安心できる場所で、生活の一部となり、身近なものとなることが重要です。

（石倉行男）

PART **4**

静脈内鎮静法

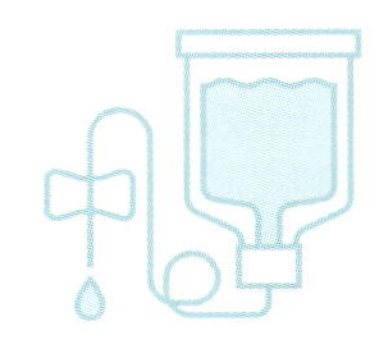

吸入鎮静法ではどの歯科医師でも手軽に、多くの患者へ歯科治療中の鎮静を提供することが可能でした。しかし、治療内容や患者背景によって鎮静度が不足する場合、鼻閉や知的能力障害などによって鼻呼吸が困難な場合などでは、鎮静薬の静脈内投与による静脈内鎮静法が有用な場合が多くあります。患者の協力度にかかわらず一定の鎮静効果が得られ、鎮静度も調整が可能です。静脈内鎮静法は基本的に歯科麻酔医または全身管理の心得がある歯科医師が担当します（図１）。

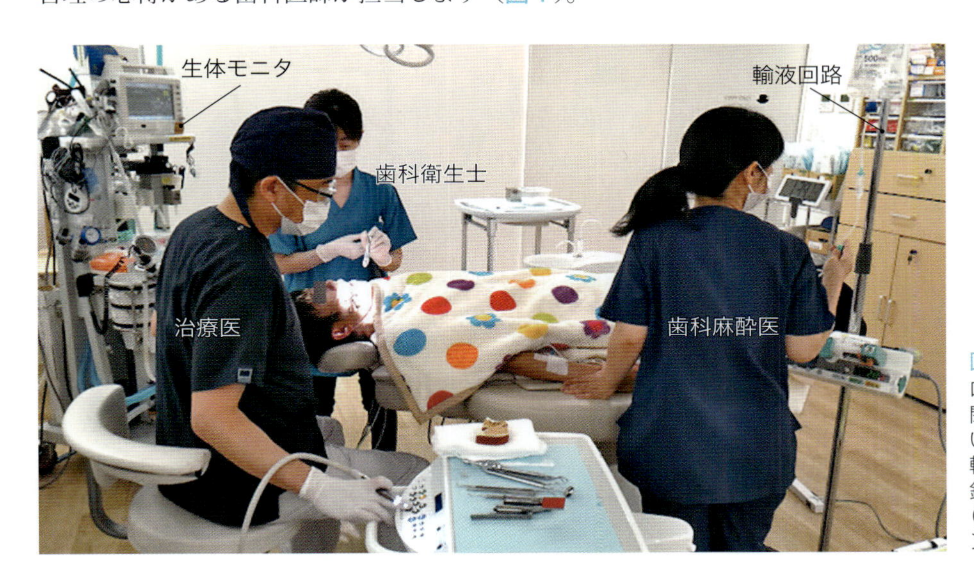

図１　歯科医院での静脈内鎮静法
口腔内処置に協力行動ができない自閉症患者へ静脈内鎮静法を適応しています。患者の近くで歯科麻酔医が輸液回路から鎮静薬を投与します。鎮静中は、血圧や動脈血酸素飽和度（SpO_2）などの評価のためモニタリングを行います

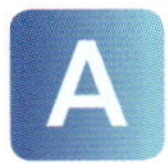

A 適応と禁忌

1．治療内容からの適応

静脈内鎮静法は、歯科医院で行われているほとんどの歯科医療行為に対して適応することができます（表１）。

2．患者背景からの適応

静脈内鎮静法を必要とする患者背景は多岐にわたります（表１）。また、同じ診断名がついていてもその程度には大きな個人差があります。例えば、歯科治療恐怖症には「歯科治療はちょっと緊張するな」という軽度のものから「怖くて診療室に入るだけで動悸が収まらない」など重度のものまであります。

表１　治療内容および患者背景から考える静脈内鎮静法の適応

治療内容		患者背景	
歯科治療	すべての歯科治療（印象採得も含む）	歯科治療恐怖症	歯科治療が怖くて仕方がない
口腔外科の小手術	歯周外科や埋伏歯抜歯など	嘔吐反射	口に器具が入ると嘔吐反射がでる
インプラント埋入	複数本の同時埋入時など	精神・知的能力に障害がある	治療の必要性が理解できない
検査	口腔内診査やデンタルＸ線撮影など	持病	過換気症候群、パニック障害
メインテナンス	定期的な検診・ケアなど	全身疾患	循環器系疾患など
比較的侵襲度が高く、治療時間のかかる治療内容だけではなく、患者背景があれば検査や定期ケアなども静脈内鎮静法を併用し、リラックスした状態で受けることが可能		治療への協力が難しい患者に加え、高血圧や心疾患などの全身疾患を有している患者にも適応可能	

3. 行動変容法からの適応

適応の可否は患者の行動によって分かれますが、基本的に歯科治療を受ける意思のある患者は意識下鎮静の適応となります（図２）。患者が来院の際には、態度には出さなくとも歯科治療に恐怖を感じるほど緊張している場合がある、ということを頭の片隅に入れておくのがよいでしょう。

知的能力障害者のように治療への理解と協力する意思がない場合は、行動変容法で最適な方法を探りますが（→ PART2-C 参照）、最適な方法が最初から確信できる場合は、その方法から始めて構いません。

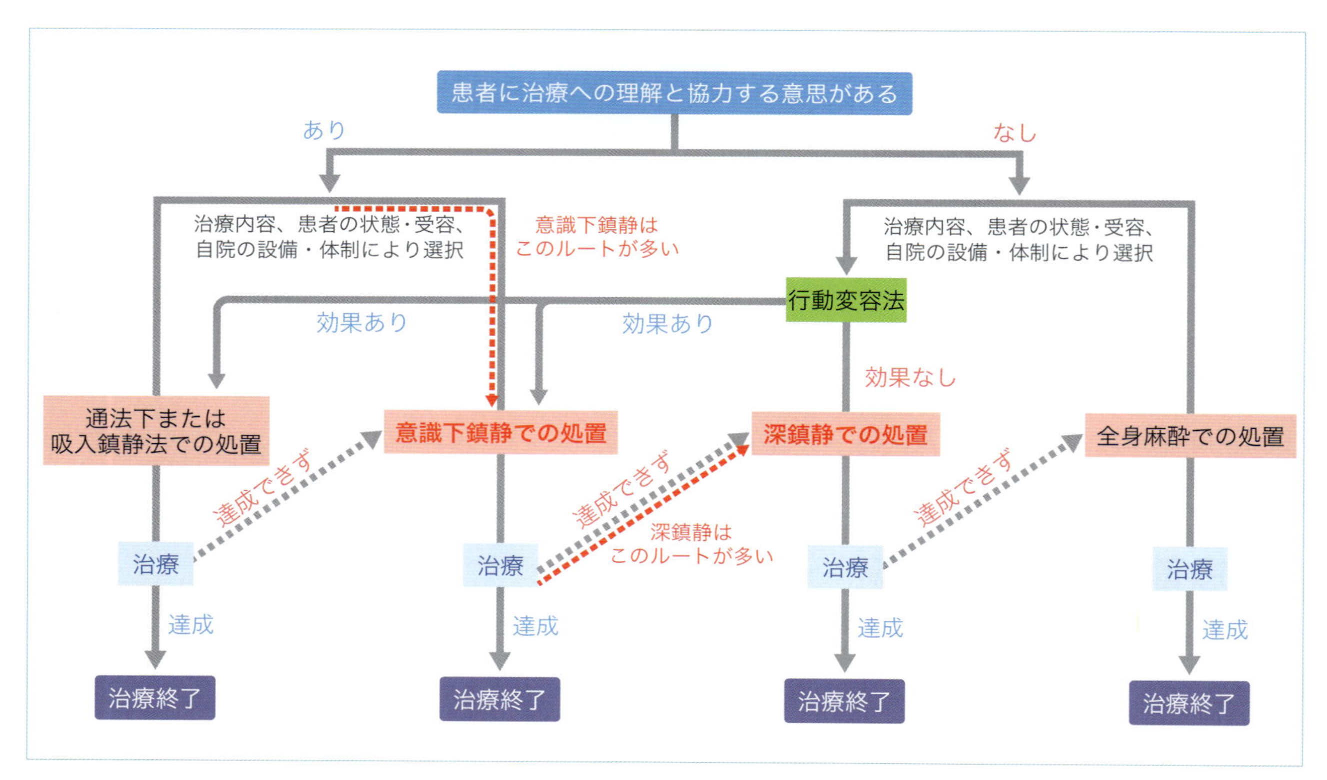

図２　静脈内鎮静法の適応について

4. 禁忌および注意症例

使用する鎮静薬には、1．胎盤移行性があること、2．中枢性に作用し血圧低下などの循環器への影響があること、3．呼吸中枢や気道開通性、気道防御反射への影響が大きいこと、などの特性により静脈内鎮静法を行う際の禁忌患者や注意症例について一覧で示します（表2）。

表2　静脈内鎮静法の禁忌および注意症例

	患者状態・注意症例	考慮する点
禁忌	妊産婦	基本的には局所麻酔で行える処置に留める。やむをえず静脈内鎮静法を行う場合でも、妊娠初期や臨月は避ける。授乳は鎮静終了後、24時間経ってからが安心
	特定の疾患	重症筋無力症の患者、HIV によりプロテアーゼ阻害薬を投与中の患者、急性狭隅角緑内障の患者は、症状の悪化を避けるためミダゾラムの使用は禁忌
	薬剤過敏症	過去に過敏症が生じた鎮静薬がある場合、その使用は禁忌。大豆と卵（卵黄）はプロポフォールの原材料のため、大豆・卵黄アレルギーの患者への使用は禁忌
注意症例	肥満	患者が肥満の場合、少量の鎮静薬投与でも気道閉塞を起こす危険性あり。特に中等度肥満（BMI30）以上では、深鎮静は避けるほうが望ましい
	睡眠時無呼吸症候群・いびき	意識レベルが低下した場合に気道閉塞が起こる可能性が高いため、意識下鎮静は慎重に行い、深鎮静は避けるほうが望ましい
	小下顎・巨舌・扁桃肥大	小下顎症、巨舌（Down 症候群などにみられる舌の弛緩）、扁桃肥大では、気道確保が難しいため、意識下鎮静は慎重に行い、深鎮静は避けるほうが望ましい
	低年齢児	小児の気道形態では気道閉塞を生じやすく、肺胞の酸素化予備力も小さい。５歳以下では静脈内鎮静法自体を避け、10歳以下では深鎮静を避けるほうが望ましい
	嚥下機能の低下	活動性の低下している高齢者や誤嚥の既往がある場合は、鎮静に伴い誤嚥の可能性があるため、静脈内鎮静法の適応は慎重に判断する必要がある
	重度の全身疾患	静脈内鎮静法を適応し患者のストレスを軽減させることは、循環器系疾患などの急性増悪の危険性を低下させる一方、鎮静薬の投与自体が呼吸器系や循環器系の機能を低下させるため、鎮静の適応は慎重に判断する必要がある

B 必要な設備と医療機器

1. 設備

静脈内鎮静法では、生体モニタと酸素、薬剤と薬剤を投与するシリンジポンプなどの医療器材が必要です。酸素は、配管設備があれば全身麻酔器または吸入鎮静器から、配管設備がなくとも移動式酸素ボンベから患者への酸素投与が可能です。

2. 医療機器

鎮静を行うための医療機器として、生体モニタ、酸素吸入器、シリンジポンプ、吸引器、緊急時対応用としてバッグバルブマスクなど人工呼吸を行うための器材や、静脈路確保と薬剤投与に伴う消耗品などが必要です（図3）。

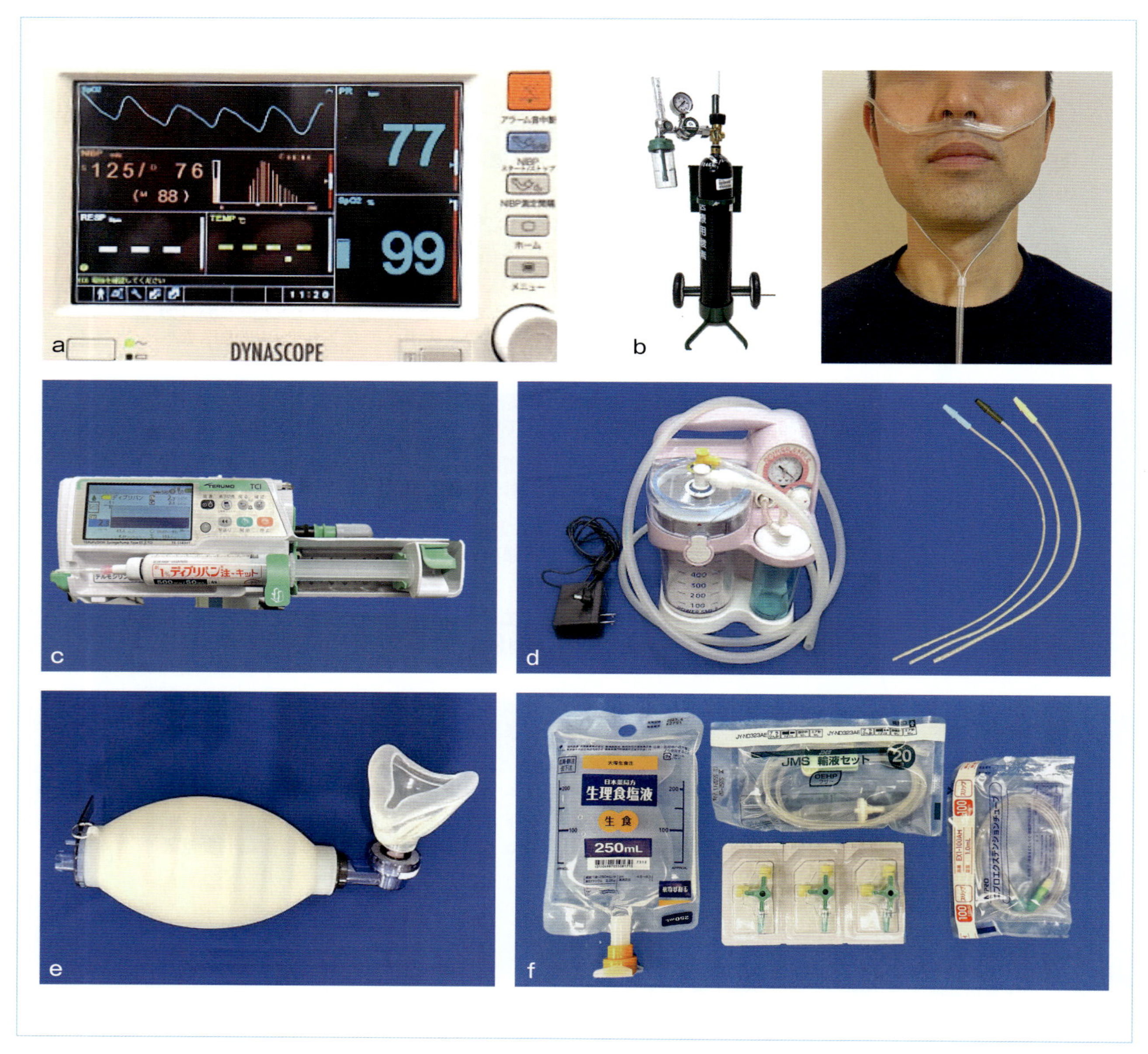

図3　必要な設備、医療機器

a：生体モニタ。静脈内鎮静法では簡易なものでも可能ですが、自動血圧計とパルスオキシメータによるモニタリングは必須です
b：酸素吸入器。酸素ボンベから鼻カニューレを通して酸素を投与します
c：シリンジポンプ。プロポフォールの持続投与に使用します。投与速度が設定ができるものと、目標血中濃度が設定できるTCI対応のものがあります
d：吸引器。歯科用ユニットに付属するバキュームのほかに、吸引器とカテーテルを準備します（在宅介護用などに販売されているものでよい）
e：バッグバルブマスク（成人用）。一時的な人工呼吸を行う際に使用します。マスク部分は交換可能で、小児用も準備が必要です
f：消耗品。静脈路確保や薬剤投与のための消耗品は担当する歯科麻酔医と相談してください

3. 必須のモニタリング

「歯科診療における静脈内鎮静法ガイドライン」[1]では、連続的（一部、断続的）に意識、換気、酸素化、循環（脈拍数と血圧）のモニタリングが推奨されています。モニタリングには、機器に頼らず患者を観察することも含まれます（表3）。

生体モニタではパルスオキシメータによる連続的な動脈血酸素飽和度（SpO_2）と脈波の評価、自動血圧計による数分おきの血圧測定が必須です。

表3　必須のモニタリング（文献1、2を基に作成）

項目（ガイドライン推奨）	患者の観察	モニタの使用
意識	呼びかけへの応答を断続的に評価	BIS モニタの使用
換気	・胸郭の動きを観察 ・呼吸音の聴診や患者との会話によって換気状態を把握する	$EtCO_2$モニタ（※）の使用 ※カプノグラフ（$EtCO_2$）はSpO_2に比較して換気評価が即時的で情報量が多いため、可能なら使用する
酸素化	粘膜・皮膚・血液の色を断続的に評価	SpO_2の連続的な評価 ※青字項目が必須のモニタ
循環	橈骨動脈の触診による脈拍数の評価	・脈拍数の連続的な評価 ・血圧の断続的な評価 ・心電図の使用（※） ※心血管系疾患や呼吸器疾患では心電図の使用を考慮する

・各項目について「患者の観察」を基本とし、実施施設の環境にあわせて「モニタの使用」を組み合わせて評価する
・深鎮静時はモニタリングの基準を一層厳格に遵守する必要がある

C 静脈内鎮静法で使用される薬剤

1. 使用薬剤

臨床で使用される主な鎮静薬は2種類です（表4）。

表4　静脈内鎮静法で使用される主な鎮静薬

薬剤	鎮静効果持続時間	安全域（適正量と危険量の差異）	鎮静・催眠以外の薬理効果
プロポフォール	導入時の1回投与以降、数分間しか効果がない。鎮静効果を継続させるためにシリンジポンプでの持続投与が必要	狭い。わずかな増量で意識消失、呼吸抑制、防御反射の消失などが起こりやすい	・中枢性呼吸抑制 ・気道反射の消失 ・血圧低下
ミダゾラム	1回の投与で20分程度効果が持続。代謝時間（半減期）が長いので追加投与は慎重に行う	広い。多少増量しても反応と呼吸は保たれやすい。過度の増量では危険量となる	・健忘 ・筋弛緩 ・高容量では中枢性呼吸抑制

＊全身状態の悪い患者（ASA-PS Ⅲ以上）の患者には慎重使用または禁忌（→禁忌および注意症例は表2参照）
＊使用前には絶飲絶食が必要
＊単独使用が可能だが症例によっては両者を組み合わせて使用することもある

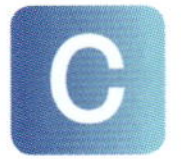

PART 4
静脈内鎮静法

1）プロポフォール

全身麻酔薬としても使用されている静脈麻酔薬で、低用量で鎮静薬としても使用されます。体内での代謝がはやく、数分で効果が消失するため、鎮静効果を継続させるためにはシリンジポンプで持続的に一定量を投与し続けなければなりません。

代謝がはやいことは鎮静度の調節性に優れているといえます。ただし安全域（適正量と危険量の差異）は狭く、投与量の増量は意識の完全消失や、呼吸抑制、防御反射の消失など安全面での問題が起こりやすくなります。鎮静・催眠以外の薬理作用として、中枢性呼吸抑制、気道反射の消失、血圧低下が挙げられます。

2）ミダゾラム

古くから使用されているベンゾジアゼピン系の鎮静薬です。一度投与すると20分程度効果があるため、持続投与の必要はなく輸液回路より鎮静度をみながら数分かけて分割投与していきます（滴定：titration）。プロポフォールと比較すると効果時間が長く安全性も高く、多少増量しても反応と呼吸は保たれます。そのため適正量が確定していて拒否行動が強い場合は、目標量を一度に静脈内へ直接投与する方法もあります（図4）。鎮静・催眠以外の薬理作用として、筋弛緩、健忘、高用量で中枢性呼吸抑制があります。

プロポフォールもミダゾラムも単剤で静脈内鎮静法を実施できますし、症例によっては両者を組み合わせて使用する場合もあります（図5）。

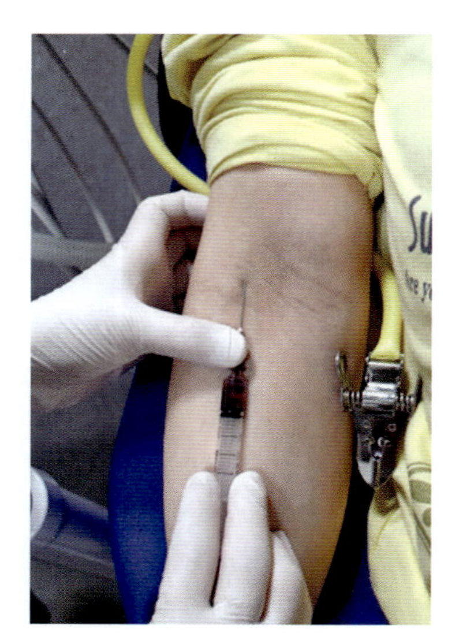

図4　ミダゾラムは輸液回路がなくても、直接血管内に投与して20分程度の鎮静が可能です

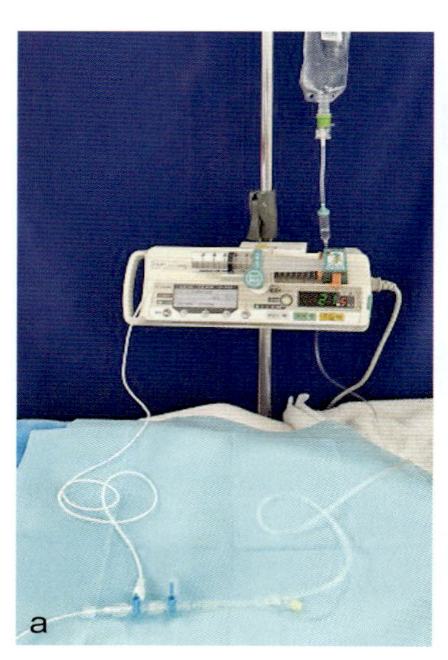

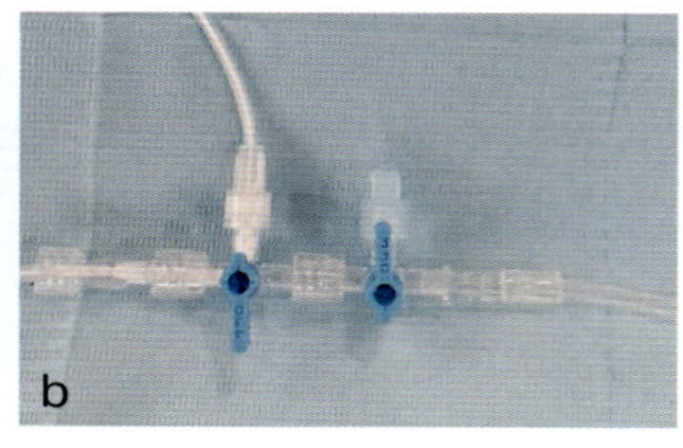

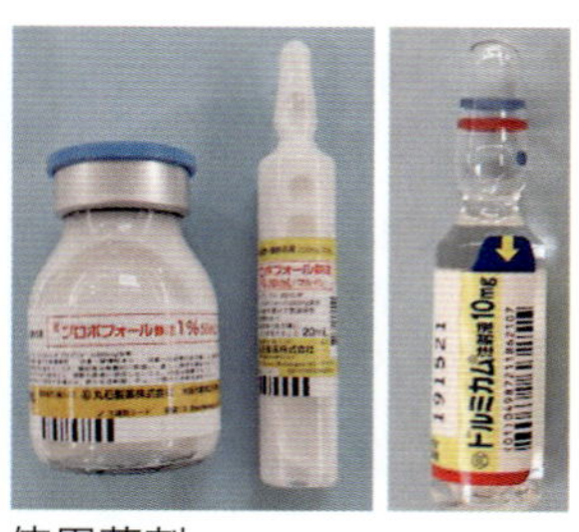

使用薬剤

図5　鎮静薬を併用して投与する場合
a：輸液回路　b：輸液回路へ２つの三方活栓

3）フルマゼニル

ベンゾジアゼピン系の鎮静薬には拮抗薬のフルマゼニルがありますが、ルーチンでの使用は推奨されません。急激に鎮静状態から覚醒するため、過呼吸やパニックになることや、逆に薬の効果が切れた後に、再鎮静状態になる場合もあるからです。

投与する場合は、ある程度鎮静状態から覚醒してきたことを確認した後で投与します。それでも投与後１時間程度は経過観察し、再鎮静がないことを確認します。

2. 薬剤の使用量

プロポフォールとミダゾラムは、患者の協力度に関係なく一定の鎮静効果が得られ、投与量に伴って深い鎮静度を実現することができます。鎮静度の深化に伴い感覚麻痺も起こっていますが、薬理効果としての鎮痛効果はありません。深い鎮静でも痛みを伴う外科的処置、歯髄への刺激処置などでは局所麻酔が必要です。これら２剤の使用量を表５に示します。

表５　頻用される投与方法と投与量の目安（体重 50kg の成人例）　※患者の年齢や鎮静目的に応じて加減する

薬剤	準備	意識下鎮静	深鎮静
プロポフォール	プロポフォール１%静注20mL（200mg/20mL）を希釈せず20cc シリンジに準備する	初回10～20mg →2～3mg/kg/h 程度	
プロポフォール（TCI の場合）	1% ディプリバン注 - キット１筒（200mg/20mL）を用いる	目標血中濃度：1.0～1.5μg/mL 程度 鎮静度により適宜調整	
ミダゾラム	1A（10mg/2cc）を生理食塩水で合計10cc に希釈し調整する	初回2mg、不足の場合２～３分後に１mg 追加（最大5mg 程度まで）	単独で深鎮静状態の実現は難しい
ミダゾラム＋プロポフォール			ミダゾラム 2mg→プロポフォール目標血中濃度：2.0μg/mL 程度または5～8mg/kg/h 程度

TCI（Target Controlled Infusion）の場合、対応するシリンジポンプを使用し、目標とする血中濃度を設定すると、薬剤の投与速度が自動で制御される

D 意識下鎮静と深鎮静

1. 鎮静度とその評価法

1）鎮静度

鎮静とは、リラックスした傾眠状態から就眠までの連続する意識レベルの低下を示すものです（図６）。

静脈内鎮静法の基本は意識下鎮静であり、歯科治療への理解と協力のある患者の多くは意識を残したままで安全で快適な状態となり、治療が達成されます。しかし、知的能力障害者や精神疾患患者、嘔吐反射のある患者の一部などでは、意識を残したままでは十分な歯科治療ができず、深鎮静や全身麻酔が必要となる場合があります。

意識下鎮静、深鎮静、全身麻酔における鎮静度または麻酔深度は曖昧な境界をもちながら連続しており、鎮静度によってこれらの境界を明瞭に分けることはできません。しかし、ここで大切なことは、鎮静度の違いは鎮静における安全性と起こりうる各種

合併症の深刻さの違いであり、それに伴って必要とされるスタッフの数や資格、準備するべき医療機器、そして許容される処置時間の認識も変えなければならないという点です。

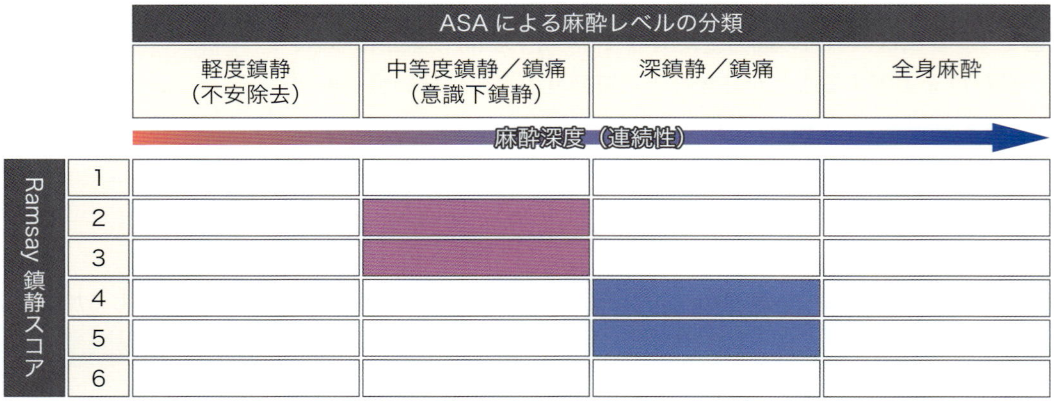

	ASA による麻酔レベルの分類			
	軽度鎮静（不安除去）	中等度鎮静／鎮痛（意識下鎮静）	深鎮静／鎮痛	全身麻酔
	麻酔深度（連続性）→			
Ramsay 鎮静スコア 1				
2				
3				
4				
5				
6				

Ramsay 鎮静スコア	反応	
1	起きている。不安や動揺、落ち着きのない状態、あるいはその両方。	
2	起きている。協力的で、見当識があり、精神的に落ち着いている。	意識下鎮静での鎮静レベル
3	起きている。言葉による指令のみで従う。	意識下鎮静での鎮静レベル
4	眠っている。軽く眉間を叩く、あるいは、大声で呼ぶなどの刺激に速やかに反応。	深鎮静での鎮静レベル
5	眠っている。軽く眉間を叩く、あるいは、大声で呼ぶなどの刺激に緩慢に反応。	深鎮静での鎮静レベル
6	眠っている。軽く眉間を叩く、あるいは、大声で呼ぶなどの刺激にも反応しない。	

図6　連続する鎮静度（文献2を基に作成）

2）鎮静度の評価

鎮静度は Ramsay 鎮静スコアなどを用いて評価します。意識下鎮静の鎮静度は Ramsay 鎮静スコアの2～3、深鎮静では4～5を目標に管理します（図6）。

このほか、BIS モニタと呼ばれる脳波モニタを用いて鎮静度を評価する方法もあります。BIS は患者の鎮静度を0～100の数値で表示し、意識下鎮静では70～80台前半を、深鎮静では40～70台を示すとされています。

2. 意識下鎮静と深鎮静の違い

意識下鎮静と深鎮静の違いをまとめています（表6）。深鎮静では意識レベルや防御反射が全身麻酔に近いほど低下しているにもかかわらず、気管挿管が実施されていないため、気道確保のための下顎挙上や誤嚥防止のための積極的吸引などが必要です。歯科麻酔医は鎮静中に術野に近づけないため、この対応は原則的に治療医と歯科衛生士に求められます。

表6　意識下鎮静と深鎮静の違い（文献１、２を基に作成）

	意識下鎮静	深鎮静
定義	意識が消失しない程度の鎮静度が保たれた状態	以下の、反応性、気道、自発呼吸、心血管機能の状態から定義される鎮静状態
反応性	問いかけあるいは触覚刺激に対して意図的に反応する	繰り返しまたは痛みを伴う刺激に対して意図的に反応する
気道	介入の必要なし	下顎挙上による気道の確保や誤嚥防止のための積極的吸引などが必要な場合あり
自発呼吸	適切	不十分な可能性あり
心血管機能	通常維持される	通常維持される
必要人員の目安	治療医、衛生士１人以上	治療医、歯科麻酔科医、衛生士２人以上
治療可能時間	２時間程度	１時間程度
鎮静実施者	治療医が兼ねることも可	歯科麻酔科医が望ましい

１）意識下鎮静の至適鎮静度

　意識下鎮静中の患者は落ち着いていて、全身の緊張がとれており、目は半分くらい閉じて少し眠たそうな状態です。この目の状態を Verrill のサインと呼び、至適鎮静の指標の一つです（図７）。

　意識下鎮静中の患者は、通常の声で呼びかけるとすぐに反応するので、開口の指示にも従い患者自身で開口状態を維持することができます。意識下鎮静では患者はリラックスしてバイタルサインも安定し、通常の歯科治療と異なる点は特にありません。

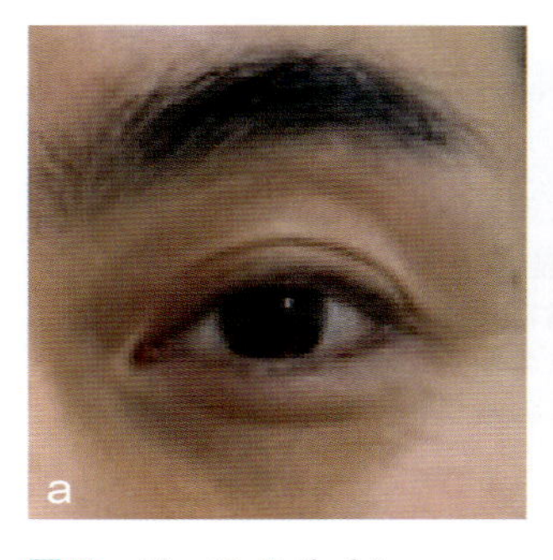
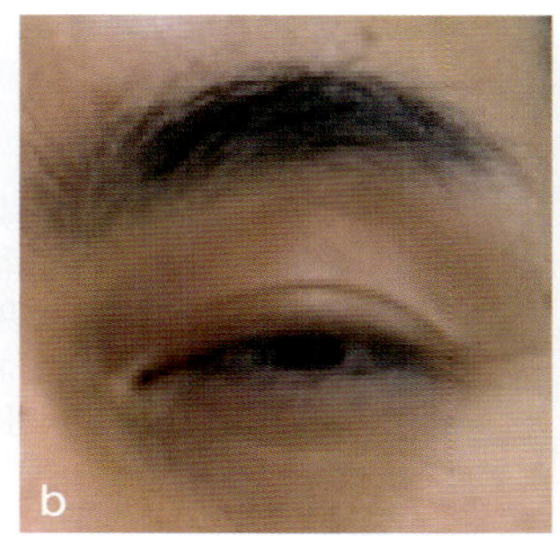
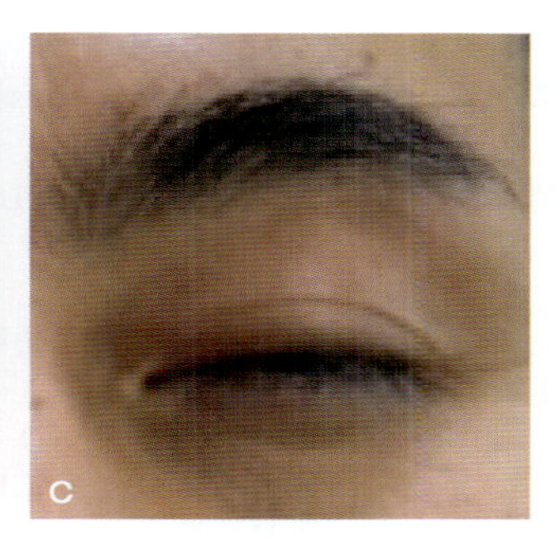

図７　Verrill のサイン
a：浅い鎮静　b：至適鎮静　c：深い鎮静

２）深鎮静の至適鎮静度

a．患者の状態

　深鎮静がうまくいき治療ができる状態の患者は、穏やかな表情で閉眼しており、通常の声で話しかけても反応はありません。大きな声で呼びかけるとようやく反応がみられますが、刺激がなくなるとすぐに入眠してしまいます。自力での開口保持は難しく、治療の際は開口器を使用するなどの補助が必要になります。

　ただし、深鎮静でもわずかに意識が残るため、患者背景によって至適（深）鎮静度の達成が必ずしも治療の達成を保証するものにはなりません。医療者も患者（保護者、管理者）も術前より共通認識をもって過剰な鎮静薬の投与を慎み、気道管理を中心とした医療安全を最優先とすることが重要です。

b．患者の意識レベルとバイタルサイン

局所麻酔の刺入時の痛み刺激により一時的に意識レベルが上がり、言葉を発する場合や、険しい表情になり顔を動かすこともありますが、局所麻酔が奏効するにつれて次第に収まります。確実に局所麻酔が奏効すれば、その後は歯科治療に伴う刺激はほとんどなくなり治療を継続できます。このとき、患者の血圧や心拍数は普段と同程度に保たれ、自発呼吸も通常は維持されます。

c．意識レベル低下に伴う身体の変化と対応

意識レベルが低下するにつれて気道の開通性は狭くなり、呼吸も抑制された状態になります。そのため、下顎を押し下げ、気道を狭める力のかかる下顎の治療の際には気道閉塞が生じたり、鎮静度が一時的に深くなって胸郭の上がり方がシーソーのようになったり、いびきをかき始めたりすることがあります。また、このように眠った状態で喉に水を溜めておくことは難しく、喉に水が流れ込むとすぐにむせて治療は中断されるので、こまめに確実に吸引をすることが大切です。

3）深鎮静を行う可能性が高い患者と必要な準備

意識下鎮静の場合、治療前に適切な鎮静度を示していても歯科治療が始まると不適切行動がみられることがあり、その場合は鎮静薬を増量して深鎮静に移行します。

日を改める場合もありますが、臨床現場では同日そのまま深鎮静へ移行することが現実的と考えられます。そのため、深鎮静に移行する可能性が高い患者では、あらかじめ、人員、治療計画の準備を行っておくことが大切です（表７）。

表７　深鎮静を行う可能性が高い患者と必要な準備（文献２を基に作成）

深鎮静となる可能性が高い患者	深鎮静で必要な人員	深鎮静で生じる治療上の制約
・中等度以上の知的能力障害者 ・重度の歯科治療恐怖症 ・重度の異常絞扼反射 ※肥満、小下顎などの注意症例では安易に深鎮静としないこと	・治療医 深鎮静を理解し対応法を習得している者が望ましい ・鎮静施行者 治療医とは別の歯科麻酔専門医や認定医が望ましい（→ Point 参照） ・歯科衛生士（２名） 患者の両サイドに位置し、気道確保と口腔内吸引、治療補助も行う	・治療時間は可及的に短く →１時間程度（意識下鎮静から移行する場合はできれば30分以内） ・治療回数は可及的に少なく ・使用する水の量は最小限に絞る

Point 解説

歯科麻酔医との連携

自院で深鎮静を行う場合には、歯科麻酔医を非常勤勤務として雇用するか、派遣という方法もあります。お知り合いやお心当たりがない場合などは、一度ご相談、お問い合わせをされてもいいかもしれません。

・臨床歯科麻酔医の専門グループ　CDAC　〈https://www.cdac-masui.com/〉

日本歯科麻酔学会認定医・専門医およそ90名（2024年9月現在）がメンバーとして登録されており、歯科麻酔科医とのチーム医療がスタンダードとなる時代に向けて、日本全国のクリニックで静脈内鎮静法や日帰り全身麻酔の依頼に対応できるサポート体制を整えております。

E 問診内容、説明と同意

1. 問診内容

鎮静を目的とした患者情報収集のために、歯科初診時の問診票とは別に専用の問診票に記入してもらいます（図8）。

静脈内鎮静法下歯科治療　問診票・計画書

フリガナ
患　者：　　　　　　　　　様　（　　歳　ヵ月）　男　女　カルテNo.　　－
鎮静実施日：20　年　月　日（　）　時　分～　鎮静時間　分予定
鎮静説明日：20　年　月　日（　）☐説明歯科医師　　☐同意者：本人、保護者、その他（　　）
鎮静理由　☐不安症　☐嘔吐反射　☐非協力　☐精神疾患（　　）☐循環器疾患（　　）
☐治療内容による適応　☐その他
予定治療
術前対診　☐なし　☐あり（照会先，内容：　　）　返書：☐なし　☐あり
術前検査：☐不可　☐血液検査　☐他院のデータ（　　）

＜患者用問診欄＞記入日：20　年　月　日　記入者名　　続柄（　）

1. 持病
☐病名　例：高血圧、心房細動、ぜんそく、糖尿病、てんかん、パニック障害、など
（　　）
☐持病治療のために飲んでいる薬の名前（お薬手帳提出でも可）
（　　）
☐持病治療以外の目的で飲んでいるお薬の名前
（　　）
該当する場合はチェックをれて下さい　☐坂道や階段を上るとすぐ息が切れる　☐急に失神することがある

2. 生活習慣
・喫煙習慣　☐なし　☐有り（　本／日）
・飲酒習慣　☐なし　☐有り　飲酒日数　日／週　平均的飲酒内容：

3. 静脈内鎮静法の経験　☐なし　☐あり（鎮静上のトラブル　☐なし　☐あり：　　）

4. アレルギー　☐なし
☐薬（☐鎮痛薬，風邪薬　☐他の薬：　　）☐卵　☐大豆　☐その他（　　）

5. 歯科治療に対する気分　当てはまるところにチェック
☐鎮静を使っても不安が大きい　☐鎮静を使ったら楽に治療ができると思う　☐わからない
その他の気分（　　）

6. その他
・身体所見　身長　cm　体重　kg　BMI　　体温　度
血圧1回目　／　2回目　／　mmHg　脈拍　回／分　SpO_2　%
＊拒否行動のある若年障害者では測定可能な項目のみ
・かかりつけ医院（　　）
・麻酔当日の帰宅先　☐自宅　☐施設（　　）☐他（　　）
・自宅電話番号：　　携帯電話番号（父・母）
・入所先名称　　入所先電話番号
・静脈内鎮静法当日の同伴者　☐なし　☐親族（　　）☐入所施設職員　☐その他
・予約の繰り上げ　☐希望する　☐希望しない　＊キャンセルが出ましたらこちらからご連絡いたします

備考

図8　静脈内鎮静法の問診票の一例

静脈内鎮静法特有のものとして以下の項目が挙げられます。

①静脈内鎮静法の適応理由。理由次第では深鎮静が必要なことがあります。

②深鎮静になった場合の気道管理に関する情報を含めます。

③中高年患者では血圧の２回測定や SpO_2 の測定も含めます。

④身長、体重は鎮静薬の投与量計算や BMI 評価に必要です。

⑤術前の患者の不安感について把握し、不安の強い患者では患者の言葉に寄り添い、鎮静効果の確実性を伝えるようにします。

2. 説明と同意

1）文書による説明

文書を用いて患者と供覧しながら説明します（図９）。

静脈内鎮静法の説明　　　＊＊　歯科医院

実施日程　　　年　　月　　日　　時　　分〜　　　＊鎮静前の絶飲食厳守
事前確認電話　　　　月　　　日　　　時　　　番号　＊＊＊＊

鎮静の紹介：鎮静効果のある薬剤を静脈内に投与して，精神的に楽な状態で手術を受けることができます．投与は1回の注射または点滴で投与します．うとうと眠っている状態ですが，朦朧とした状態で口を開けたり，水を口の中に溜めたりすることはできます．治療中のことは覚えていないこともあります．

鎮静の利点

1　歯科治療に対して極端に不安感が強くても，吸入鎮静法以上に不安感を和らげます．※痛みのある処置は局所麻酔を使用します．

2　治療に協力できない患者様でも，一時的に酩酊状態になり20分程度なら簡単な処置ができます．　※注射に協力的でない場合は，静脈回路確保のための身体抑制などをスタッフが行います．

3　使用する薬剤は安全性が高いものを使用しますので，呼吸が止まったり，血圧が急に下がったりすることはありません．患者様の状態によっては血圧計などのモニタ機器を装着することもあります．

4　通常，注射の後30分程度でかなり覚醒し，1時間後には歩行可能です．

注意点

1　事前に絶飲食を行う必要があります．深いリラクゼーション状態となっていますので万が一，嘔吐があった場合，肺の中に流れ込む危険があります．食事は予約時間の４時間前までに済ませてください．午前10時頃までの予約では朝食を中止してください．飲み物は水かお茶に限り，来院の２時間前まで摂取可能です．薬を飲む場合は来院の２時間前までに服用してください．

2　効き具合をみて投与量を調整しますが，効果には個人差があります．

3　術後の覚めが早い薬剤を使用しますが，多少のふらつきや脱力感，記憶力の低下などが数時間残ります．帰宅の際は自動車の運転や自転車の使用はされず、できれば付き添いの方とご帰宅ください．

4　嘔吐反射の強い患者様，拒否行動の強い患者様などでは，目的の治療を達成できないこともあります．

5　常用されている薬は，種類によって服薬する薬と休薬する薬があります．
当日服薬する薬　　　　　　　　　　　　　　　＊　時までに
当日飲まない薬　　　　　　　　　　　　　＊前日に除いておく

図９　静脈内鎮静法の説明文書の一例

施設によって基準の相違があると思いますが、文書に含めておくべき内容として以下の項目が挙げられます。

①鎮静中に万が一嘔吐すると誤嚥する危険性が高いため、術前に絶飲食が必要です。意識下鎮静のガイドラインでは、全身麻酔前のスケジュールに準じた6時間前からの完全絶食、2時間前からの絶飲絶食を推奨していますが、治療内容や鎮静度に応じて施設ごとに歯科麻酔医と設定した基準でよいでしょう（図10）。

②局所麻酔の使用や鎮静中の記憶の有無について

③付き添いの要否や帰宅手段について

④目的治療の達成度について

⑤術前の服薬について

⑥身体抑制を行う場合があることについて

これらの内容を含めて同意が得られたら同意書に署名をもらいます（図11）。署名は同日にする必要はなく、患者が十分に考えて判断できる時間を猶予します。

絶飲食のスケジュール

患者氏名 ＿＿＿＿＿＿＿＿様

・次回の静脈内鎮静法下での歯科治療は
4月1日（水）14：00からの予定です。

・4月1日（水） 8：00までに食事を終えて下さい。

・4月1日（水）12：00までに水分（水かお茶）の摂取を終えて下さい。
※脱水を避けるため、決められた時間内はしっかり水分補給をして下さい。

・治療当日は（ 12：00 ）までに、いつもどおり常用薬を内服して下さい。ただし（ 朝・昼 ）分の メトグルコ は飲まずに休薬して下さい。

※全ての薬を休薬することは大変危険です。上記のお薬だけを休薬し、残りは必ず内服しましょう。

図10　絶飲食スケジュールの一例

静脈内鎮静法同意書

患者＿＿＿＿＿＿様に、静脈内鎮静法を使用した歯科治療について【静脈内鎮静法の説明】文書を使用して説明をしました。同意書を提出された後でも同意を撤回することができます。

説明日　　　年　　月　　日

●●歯科医院

説明者氏名（署名）＿＿＿＿＿＿＿＿＿＿

□私は、上記の内容の説明を受け、歯科治療とその目的のためにあわせて施行される静脈内鎮静法について理解し、同意しました。

同意日　　　年　　月　　日

患者氏名　（署名）＿＿＿＿＿＿＿＿＿＿

代諾者氏名（署名）＿＿＿＿＿＿＿＿＿＿

（続柄　　　　　　　）

図11　同意書の一例

2）治療日前日の確認、当日の説明

静脈内鎮静法による治療日が近づいたら、前日に、体調、絶飲食、当日の服薬などの確認の電話を入れておきます。

当日休薬すべき常用薬としては、血糖値を下げる糖尿病の治療薬です。術前は絶食となりますので、低血糖を避けるために休薬させます。静脈内鎮静法は原則循環には影響は及ぼしませんので、降圧薬は継続して内服させて下さい。

F 静脈内鎮静法の実際

1. 患者来院前の準備

1）鎮静適応理由・目標鎮静度の確認

これから治療を行う患者が鎮静の適応となった理由と、目標とする鎮静度がいずれに該当するのか治療にかかわるスタッフで共有します。

意識下鎮静であれば全身管理を歯科麻酔医に任せて歯科治療に専念できますが、深鎮静となる場合は治療医や歯科衛生士で下顎の挙上や積極的な吸引を行い、治療時間が1時間以内に制限されてくること、目標とする治療が達成できない可能性なども考慮しておきます。

2）必要な物品の準備と配置

治療時間が最短となるよう、あらかじめ入念に準備し、患者が入室した際に圧迫感や恐怖感を与えないように医療器材を配置しましょう。

2. 患者来院時のチェック

患者が来院したら、絶飲食の状況や体調をチェックシート（図12）を用いて確認します。入室前に排尿等を済ませます。

来院時チェックシート

患者氏名 ＿＿＿＿＿＿＿＿＿＿様

・体調確認

本日の体調は（ 良好 ／ 不良 ）である。

不良の場合、具体的に（　　　　　　　　）

・バイタルサイン

血圧：＿＿／＿＿mmHg　脈拍：＿＿ 回／分

体温：＿＿℃　SpO_2：＿＿ ％

・絶飲食

最終食事時間：＿＿月＿＿日＿＿：＿＿時

最終飲水時間：＿＿月＿＿日＿＿：＿＿時

（水・お茶・その他）

※水・お茶以外の場合、具体的に（　　　　）

・内服薬

・帰宅手段＿＿＿＿＿＿付き添い（なし／あり）

図12　当日体調管理チェックシートの一例

3. 入室から静脈路確保まで

多くの患者は治療や鎮静に協力が得られるため、チェアに仰臥位とし、血圧計、パルスオキシメータを装着してモニタリングを開始します。鼻カニューレも鼻腔内に装着して、鎮静中に必要に応じて酸素投与を行います。その後、血圧計を装着した反対側の手に静脈路確保を行います。

患者が非協力的な場合には治療医と歯科衛生士の協力のもと患者の身体抑制を行い、歯科麻酔医が静脈路を確保して速やかに鎮静およびモニタリングを開始します。全身麻酔が可能な施設では、吸入麻酔薬を使用して患者を入眠させた後、静脈路確保を行う場合もあります（図13）。

患者が協力的かどうかや体格などによって、静脈路を確保するまでの手順が変わります（図14）。

➲ 吸入麻酔薬で入眠させた後に静脈路確保を行う手順

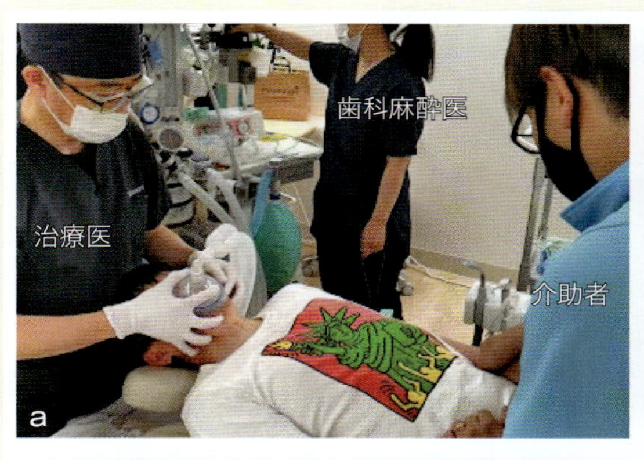

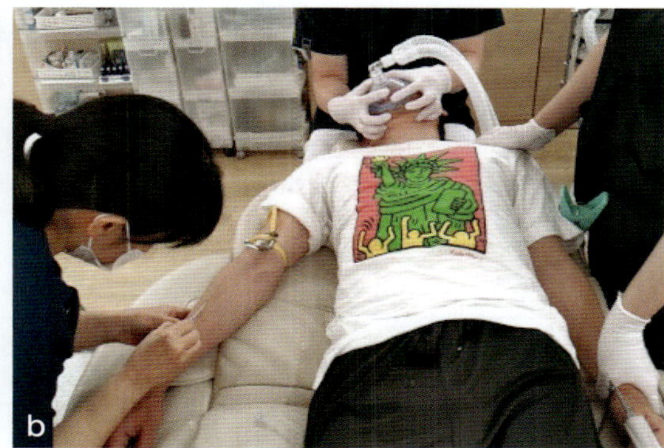

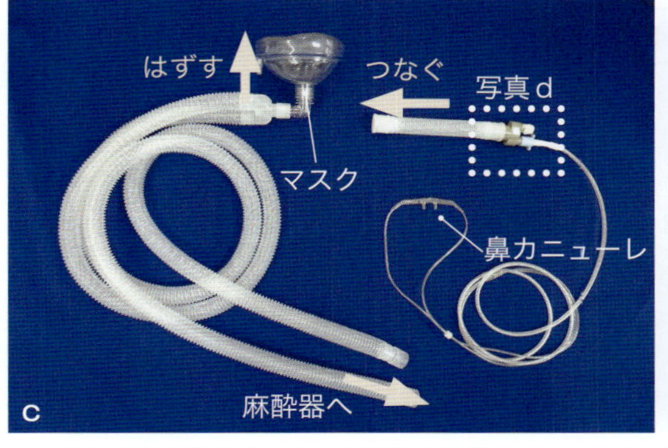

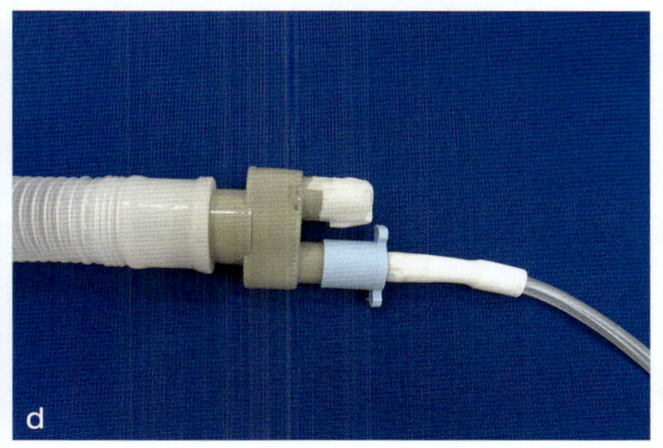

a：吸入麻酔薬吸入時　b：静脈路の確保　c：マスクの取り外しと鼻カニューレの装着　d：鼻カニューレと麻酔用呼吸回路の接続。気管チューブ付属のコネクターを利用し口径変更をしています

図13　吸入麻酔薬で入眠させた後に行う静脈路確保

静脈路確保のための身体抑制が不可能か危険があると判断される場合の選択肢のひとつです。

❶ 入眠のための吸入麻酔薬投与

入眠のため N_2O ／酸素／セボフルランを吸入させます。治療医が気道確保とマスク保持を行って、歯科麻酔医がセボフルランを調整します。拒否行動がある場合、付添人や歯科スタッフの介助によって腕や身体の抑制が必要です。

❷ 静脈路の確保

入眠後、付添人には退室を促します。歯科麻酔医が静脈路を確保します。

❸ 鎮静薬の投与

モニタ類を装着し、歯科麻酔医が鎮静薬を投与します。患者にマスクを当てたまま吸入麻酔薬の投与を中止して100％酸素に切り替え、セボフルランと N_2O を体内から呼気とともに排出させます。

❹ 鼻カニューレによる酸素投与の準備

マスクのままでは歯科治療の妨げになるため、マスクを外して酸素カニューレを患者の鼻に装着します。あらかじめ鼻カニューレを装着しておくことで、鎮静中や治療中に酸素投与が必要になった場合に、ただちに酸素投与を行うことが可能となります。

全身麻酔器に酸素の取り口がついていない場合や移動式の酸素ボンベがない場合は、麻酔回路の口径を変更してカニューレを接続することもできます。

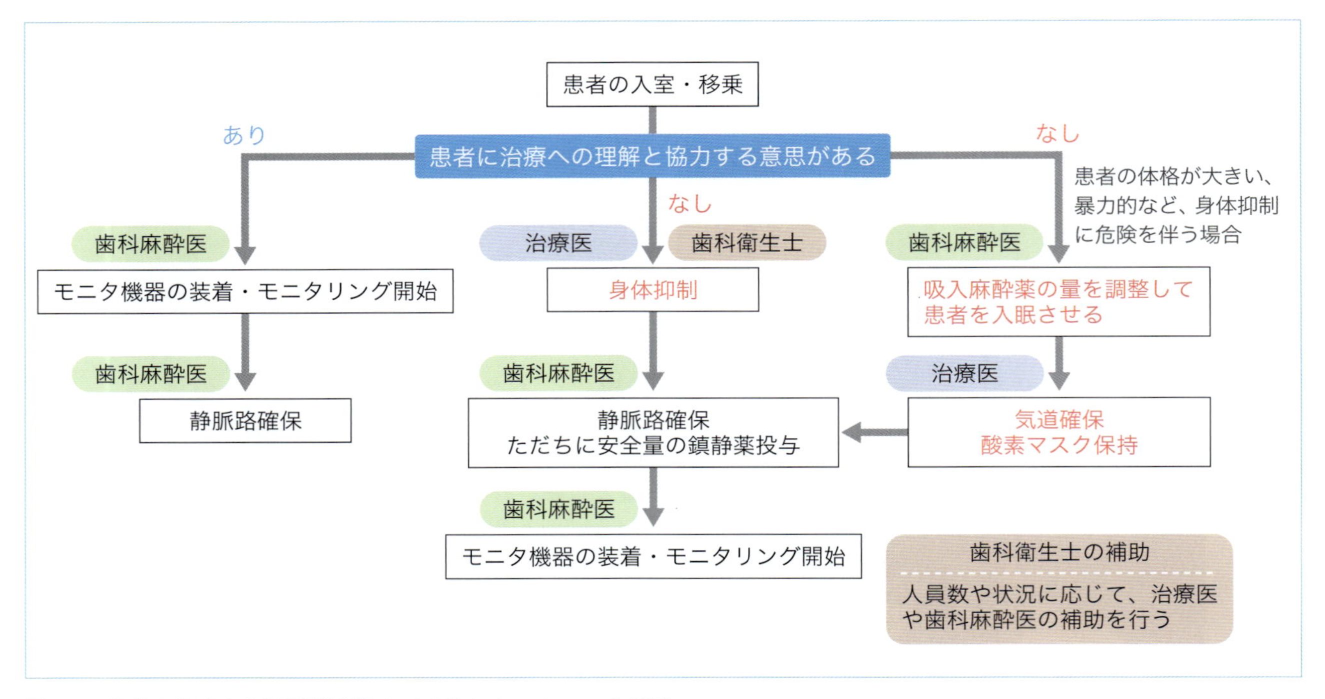

図14　患者の入室から静脈路確保までの流れとスタッフの役割

4. 静脈路確保の手技

カテーテル針の構造（図15）と静脈路確保の具体的な方法を示します（図16、17）。カテーテル針での輸液を行う場合には共通の手技ですので参考にしてください。乳癌の手術後などで、手術側での血圧測定や静脈路確保が制限（禁止）されている患者もいるため、術前にしっかり問診し、スタッフ間で情報を共有します。

静脈路の確保における偶発症として「周辺に位置する神経損傷」「動脈への誤挿入」「輸液漏れ」などがあります。治療医が静脈路確保を行う場合は、最初は歯科麻酔医からの指導を受けながら技術を習得しましょう。

①刺入する部位は、肘窩、前腕、手背のいずれかで、血管が膨れたことを触知できるか視認できる静脈を使用します。血管が膨れて触知ができても、皮膚の上から視認できないこともあります。

②視認できてもできなくても、膨らみが感じられる血管の右側からアプローチをすると血管の走行に沿って刺入できます。血管の膨らみが明確に視認できる場合は右側からでも真上からでもアプローチが可能です。

③いずれの場合も、逆血の瞬間は内針が血管内に挿入されただけで、外針のカテーテルはきちんと血管内に挿入されていない状態です。外針もしっかりと挿入して血管内へ進めます。

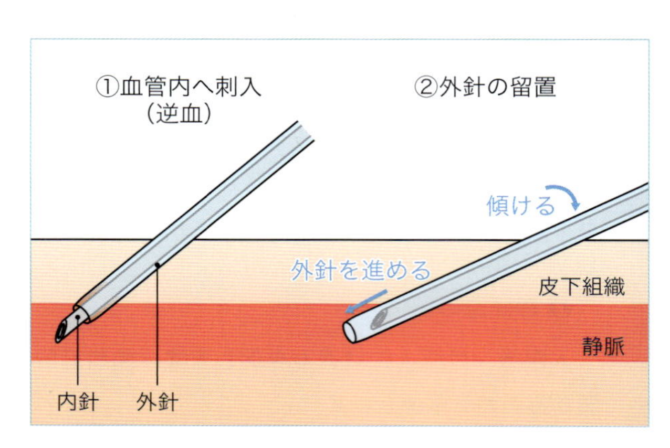

図15　カテーテル針の構造と使用法
プラスチック製の外針（カテーテル）と金属製の内針の二重構造で、内針・外針ともに刺入し、血管内に外針を挿入して金属製の内針を抜去し、外針だけを留置することで静脈路を確保

静脈路確保の手順（血管横からのアプローチ）

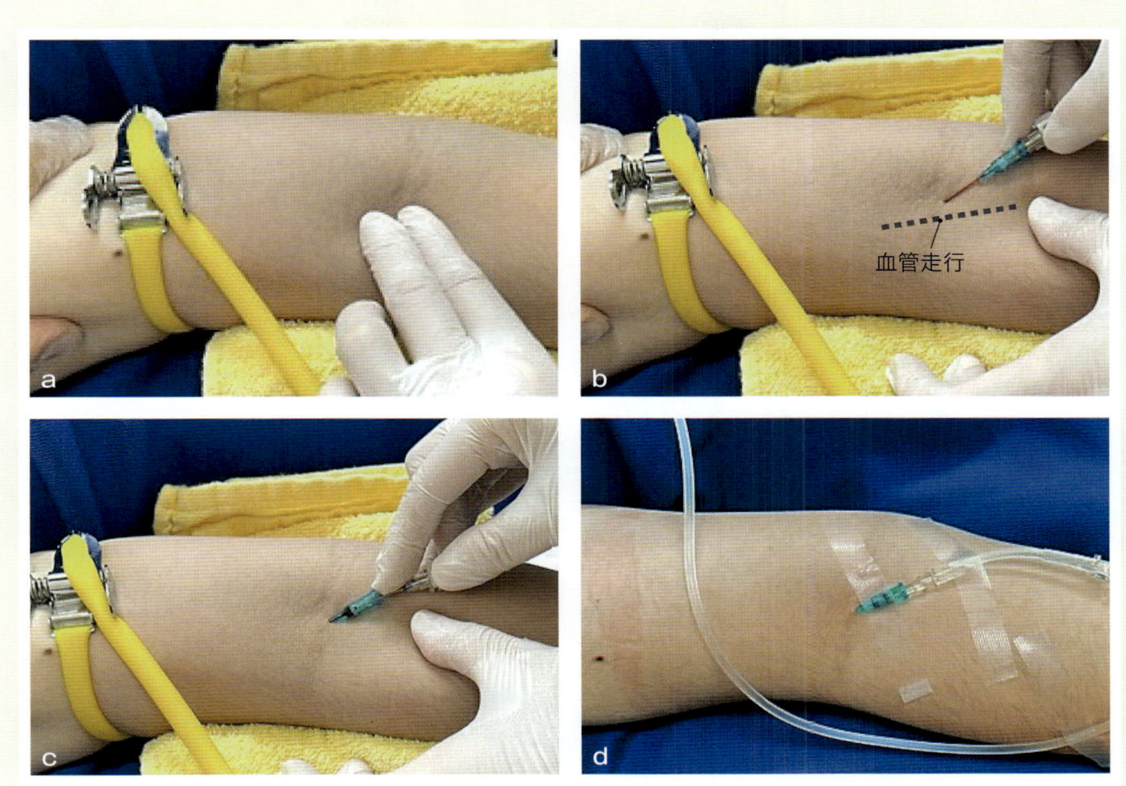

a：血管の触知　b：注射針の刺入　c：カテーテルを血管内に留置　d：テープで固定

図16　静脈路確保の手順（正中皮静脈より）

❶ 血管の触知

血管は視認できませんが、心臓より下方に腕を降ろしうっ血させてから、（ゴムバンドなどの）駆血帯を刺入部位より5～10cm上方に巻きます。皮下で血管が膨れてきますので、走行が数センチ触知可能になります（図16 a）。関節を伸ばし、刺入部を消毒します。

❷ 注射針の皮下への刺入

左手親指で皮膚を引いて皮下の血管を固定します。皮膚から角度をつけて（約30°）、触知した血管の右側から血管とほぼ平行に皮下に1mm程度刺入します。この時点では血管に挿入できなくても構いません。皮下刺入したら針の角度を浅くして皮膚へ接触する程度まで寝かせ、針先を皮下の血管と同じ深さにして、逆血するまでゆっくりと血管の方向へ進めます。

❸ 逆血の確認

逆血は内針が血管内に挿入されたことを示しますが、外針（カテーテル）が血管内に挿入されていないこともあります。外針を確実に挿入するためには逆血とともに針をいったん止めます（図16 b）。

❹ カテーテルの血管内への留置

左手で血管を固定したまま、内針ごとカテーテル先端を血管内へ捻じり込むように1～2mm進めたら、内針はそのままの位置でカテーテルのみを人差し指で押し出します（図16 c）。カテーテル部分をすべて挿入したら内針を抜きます（格納）。

❺ 回路の接続と固定

駆血を解除して、カテーテルと輸液回路末端を接続します。輸液の滴下を確認してから、カテーテルと回路を固定します（図16 d）。

➲ 静脈路確保の手順（血管真上からのアプローチ）

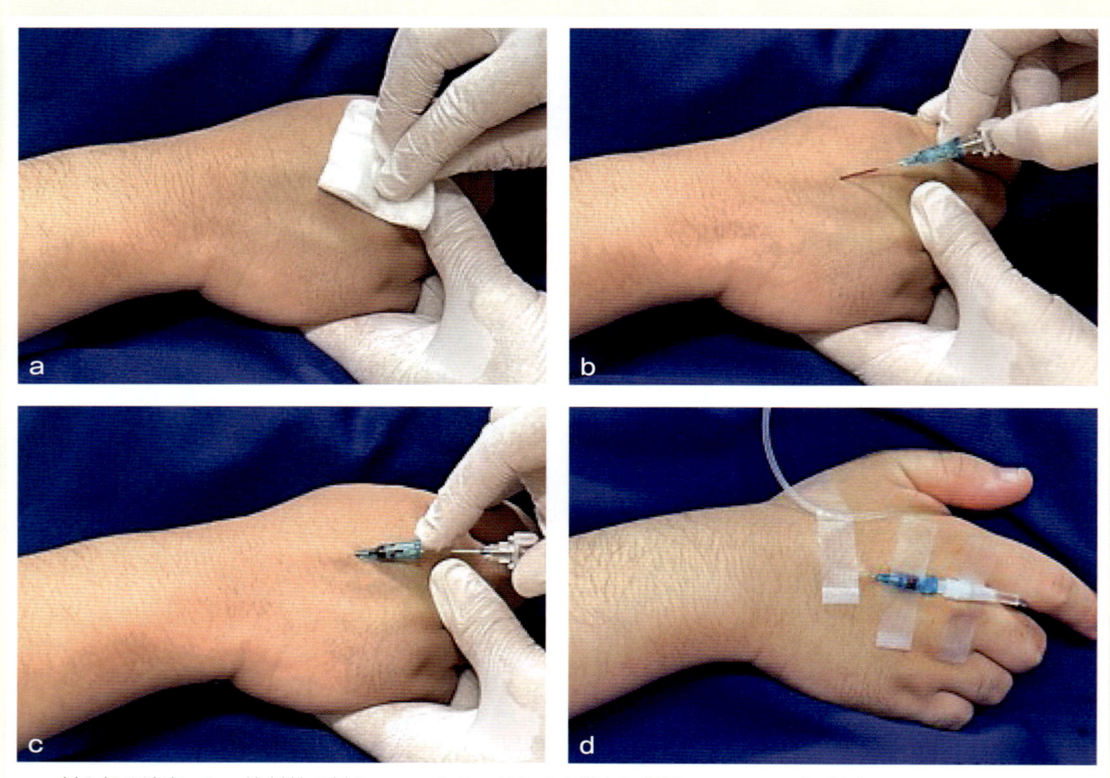

a：刺入部の消毒　b：注射針の刺入　c：カテーテルを血管内に留置　d：テープで固定

図 17　静脈路確保の手順（手背静脈より）

❶ 血管の触知

手背静脈を例に、血管走行が明確に視認できる場合、血管を浮き上がらせて刺入部を消毒します（図17 a）。

❷ 注射針の刺入

角度をつけて（約30°）血管の真上からゆっくり刺入すると、すぐに逆血がみられますので、逆血したらいったん針を止めます（図17 b）。

❸ カテーテルの血管内への留置

逆血したら針は皮膚に接触する程度まで寝かせ、血管走行の方向に合わせて1～2mm 進めて、カテーテルの先端を血管内に挿入します。左手親指で血管を固定し続け、針本体はそのままの位置で進めずに、外針のカテーテルのみを押し出します（図17 c）。カテーテル部分をすべて挿入したら内針を抜きます（格納）。

❹ 回路の接続と固定

駆血を解除して、カテーテルと輸液回路末端を接続します。輸液の滴下を確認してから、カテーテルと回路を固定します（図17 d）。

5. 静脈内鎮静法の開始と歯科治療

開業歯科医院ではインプラント埋入手術等で使用される機会も増えています（図18）。

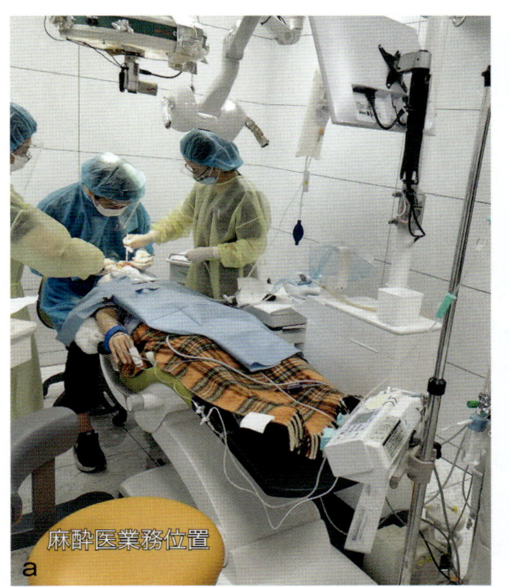

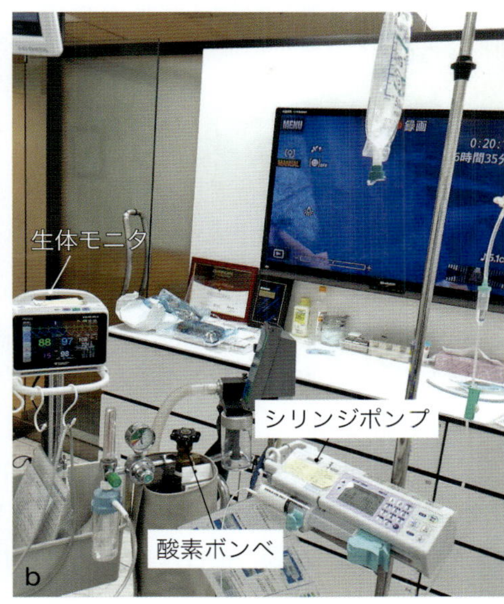

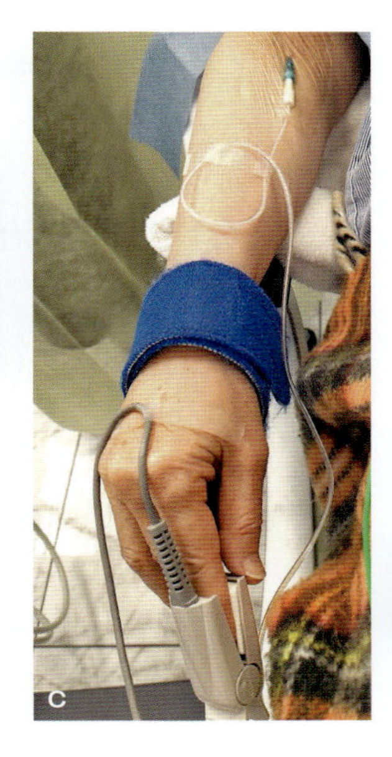

図18　インプラント埋入手術時の静脈内鎮静法の利用
患者は72歳女性。持病はないものの手術への不安が強く、左上3、5インプラント埋入時に静脈内鎮静法を利用。プロポフォール単剤使用。高齢者では、代謝がはやく鎮静度の調整が迅速なプロポフォールのみを投与し、呼吸抑制が強くならないようコントロールします
a：鎮静時の配置。手術領域を邪魔することなく鎮静が実施できます
b：患者の足元位置に、生体モニタ、酸素ボンベ、シリンジポンプ、輸液が配置され、麻酔医の位置から評価、操作できます
c：患者右橈側正中皮静脈より静脈路確保を行い、パルスオキシメータを装着。輸液回路、モニタ、アレルギーなどが評価しやすいようにドレーピングを避けます。前腕の体動抑制のためベルトで固定をしています

1）意識下鎮静での歯科治療の流れ

a．歯科治療開始まで

プロポフォールかミダゾラムを単剤で用います。意識下鎮静でも、初回投与後には患者の反応が急に消失したり、逆に多弁になったり、あるいは一過性に呼吸抑制を生じたりすることもあります。この際も慌てずに声かけをして深呼吸を促し、呼吸が安定するのを待ちます。歯科麻酔医がバイタルサインに問題がなく至適鎮静度が得られたと判断したら、治療医と歯科麻酔医は声をかけあって歯科治療を開始します。

b．鎮静と意識レベルの維持

意識下鎮静の場合、適切に鎮静度を保つことでバイタルサインは概ね安定し、治療を中断するほどの合併症は生じにくく、治療医は治療に集中することができます。

c．深鎮静への移行、治療の中止

意識下鎮静では行動調整が困難で目的の治療が達成できないと判断したら、治療中に深鎮静に移行する場合があります。また、高齢者などでバイタルサインに大きな問題が生じた場合は、鎮静・治療を終了してバイタルサインを正常化するための対応をとらなければならない場合もあります。

鎮静によって可能なことは精神的、身体的ストレスの緩和であり、患者の持病から起こりうる全身的偶発症の防止を保障するものではありません。バイタルサインの問題による処置中止を避けるためには、術前からの持病のコントロールが重要です。

意識下鎮静の特徴

- 呼吸や気道反射に影響がなく、全身管理全般を歯科麻酔医に任せられます。
- 記憶が残るので、局所麻酔の確実な奏効や苦痛への配慮は必要です。
- 患者側の精神的リラックスの恩恵が大きく、結果的に歯科医師の精神状態にもよい影響があります。

2）深鎮静での歯科治療の流れ

a．歯科治療開始まで

深鎮静ではプロポフォールとミダゾラムの併用が多く、意識下鎮静では生じなかった呼吸抑制が生じます。その際は、歯科麻酔医が下顎を挙上し気道確保を行いつつ、肩を叩いて刺激するなどして呼吸を促し、呼吸が安定するのを待ちます。

b．鎮静と意識レベルの維持

深鎮静のレベルに到達し、呼吸も安定し、至適鎮静状態になれば治療が開始できます。意識下鎮静のときよりも治療開始までにやや時間を要します。至適鎮静状態に達しても、治療開始とともに不適応行動（体動、拒否行動、嘔吐反射など）が生じることがあり、この場合、治療を達成できる鎮静度に辿り着くためにはさらに薬剤の投与量を調整します。

c．治療中の気道管理

治療開始後は、歯科麻酔医は気道確保や口腔内吸引などをすぐに行える位置にいないことが多く、主に治療医と歯科衛生士によって下顎挙上や積極的な口腔内吸引を行い、深鎮静による合併症の発生防止に努める必要があります（図19、20）。

Point 解説

開口、吸引の補助具

下顎臼歯部を吸引、頬粘膜と舌の排除および開口ができる器材として、多機能バキュームチップ zoo があります。カテーテルの先端数 cm のところに吸引孔があり、歯列の最遠心付近に貯留する液体を頬舌側から広域に持続吸引できます。

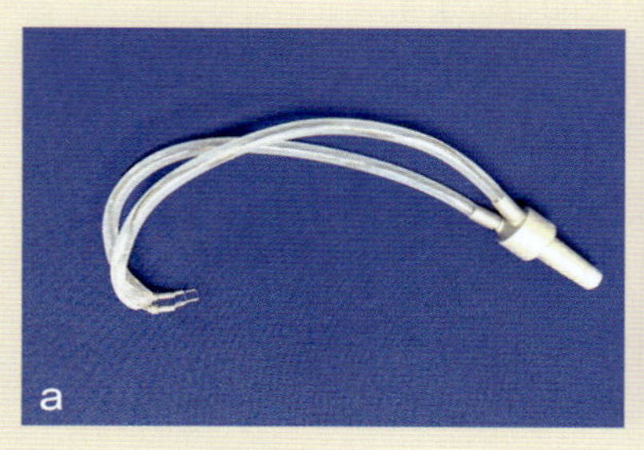

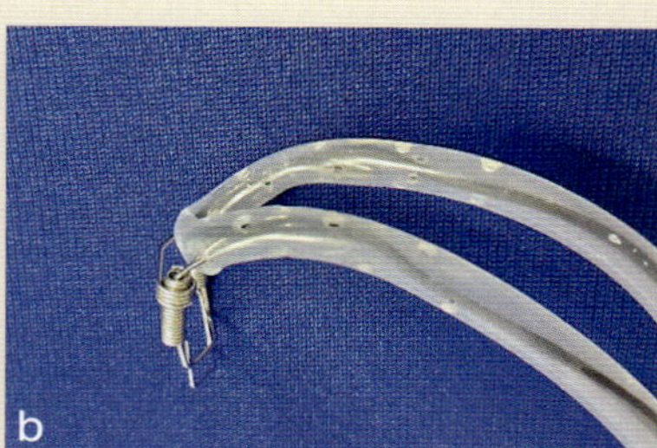

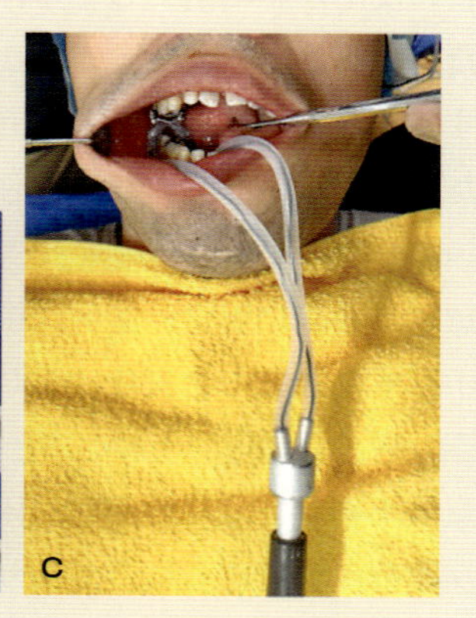

図19　zoo の使用
a、b：カテーテルの先端部に吸引孔があります。内側のワイヤーで形状調整して使用します
c：下顎臼歯部に設置して頬舌的に持続吸引ができます

深鎮静時の下顎の挙上と口腔内吸引の手順

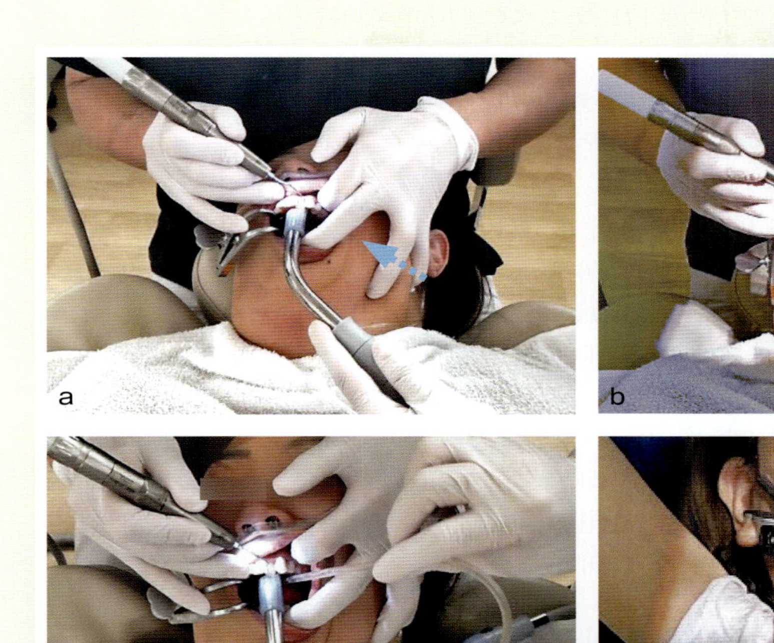

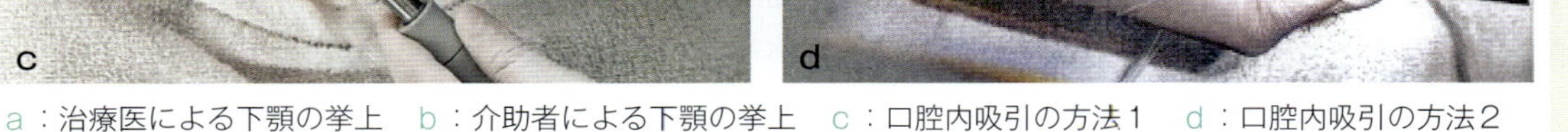

a：治療医による下顎の挙上　b：介助者による下顎の挙上　c：口腔内吸引の方法１　d：口腔内吸引の方法２

図20　深鎮静時の下顎の挙上と口腔内吸引

至適な深鎮静状態の維持には、歯科麻酔医による薬剤量の調整のみならず、喉に水が溜まらないような確実な吸引操作や注水量を減らすといった工夫、また頭部後屈顎先挙上や肩枕の挿入などで呼吸がしやすいように、治療医と歯科衛生士によって体勢を維持することも不可欠です。

❶ 下顎の挙上

治療医自身で下顎の挙上をする際は、左手小指で下顎角後方から引き上げます（図20 a）。介助者に下顎を挙上してもらう場合、オトガイ下を強く押さえないよう下顎骨のみを前方へ引き上げてもらいます（図20 b）

❷ 口腔内吸引

歯科用バキュームのほか排唾管に接続したカテーテルで深部も吸引します。下顎の挙上は治療医が行っています（図20 c）。開口、吸引の補助具の使用も有効です（図19）。

❸ 口腔内深部の吸引

むせが起こった場合などは治療を中断して喀出させます。吸引も細いカテーテルで反射が出ない程度の深部を吸引します（図20 d）。

①気道の開通補助

治療医の片手が空いている場合は、左手で下顎の挙上を行います。両手が空かない場合は介助者が下顎の挙上を行います。下顎の挙上は、なるべく顎下から軟組織を押し上げないよう、下顎骨のみに力を加え、「オトガイ部のみを指で前方に押し上げる」「下顎下縁を持って前方に引き上げる」「下顎角後方から前方へ引き上げる」などの方法があります。いずれにしても積極的に下顎を前方へ引き出すことで気道開通性が改善します。

②積極的な口腔内吸引

次に、注水治療時はもちろんですが、通常より積極的に吸引を行います。注水治療では通常の歯科用バキュームで治療部位を吸引するほか、舌根に近い口腔深部に溜まった水も吸引しやすいカテーテル等を用いて、頻繁に同時に吸引します。

深鎮静では嚥下をあまりせずに、治療水のほか唾液も誤嚥してむせることがしばしばあります。その場合は治療をいったん中断し、しっかり喀出させて細めの器材で口腔内の奥まで吸引します。排唾管などの持続的な吸引装置を使用することも有効です。深鎮静の場合、治療医は可及的に注水量を減らし、歯科衛生士は確実に吸引を行うことが円滑な治療の継続に重要です。また、ラバーダムの使用も有用です。

③呼吸状態（胸の上がり）への注意

治療中は、胸郭の上がり方を確認できるよう着衣を調整し、楽で規則的な呼吸運動ができているか評価します。下顎の挙上などの対応をしても安定した呼吸状態が得られない場合や、酸素投与を行ってもSpO$_2$が95％を下回る状態が継続する場合は、歯科麻酔医が鎮静薬を減量するか中止し、気道の確保とバッグバルブマスクによる人工呼吸を一時的に行うことがあります。

d．治療継続の判断

拒否行動で治療中断が頻繁な場合や、むせや呼吸状態不良により一時的に歯科麻酔医が気道開通と補助呼吸を行う場合などにおいて、歯科麻酔医が鎮静度の調整を行ってもなお問題が解消しないときは、治療と鎮静を中止して全身麻酔下での歯科治療を検討します。

非挿管の麻酔管理においては、鎮静度を深くし過ぎることで起きる誤嚥での急激な酸素飽和度の低下や、術後誤嚥性肺炎などの深刻な合併症の原因となることがあるため慎重に判断します。

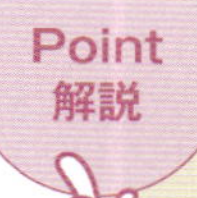

Point
解説

深鎮静の特徴

・これまで「できない」とあきらめた歯科治療が「できる」ようになる可能性が高くなります。
・行動管理ができず、治療が途中で中止となる可能性もあります。
・呼吸抑制や気道反射低下が起こるため、注水は最小限とし、気道確保への配慮が必要です。

6. 回復時間と帰宅要件

回復に要する時間は、鎮静時間や鎮静度（投与した薬剤量）、そして患者状態によっても変わりますが、帰宅可能となる要件は同じです（図21）。可能な患者には帰宅時のチェックシートを用いて評価することもあります。知的能力障害者では実施不可能の項目もありますが、意識状態が清明で歩行に問題のないことが目安です。

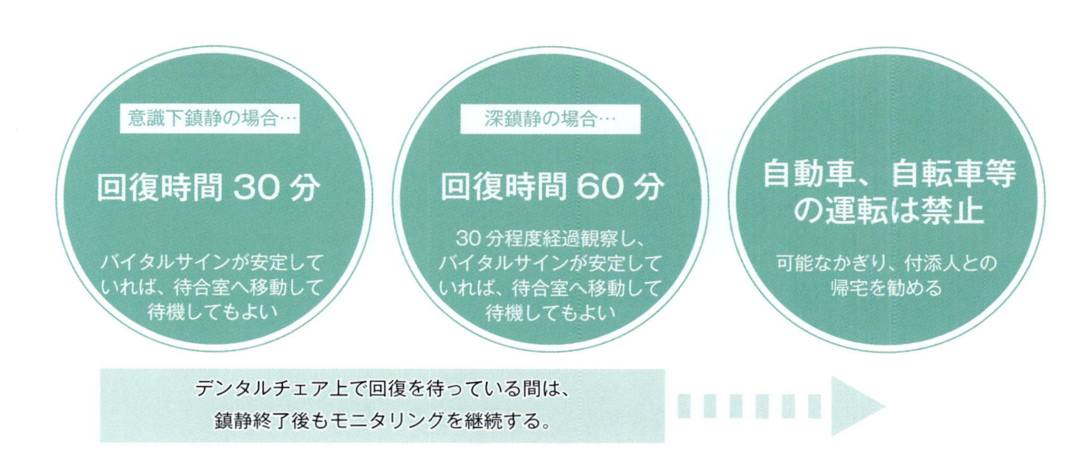

図 21　回復時間の目安と留意点

7. 治療別適応事例

患者背景に問題がなくとも、侵襲度が高い場合や時間を要する処置、特に口腔外科処置では患者の緊張感も強く、静脈内鎮静法が有用です。

1）埋伏智歯抜歯

埋伏歯抜歯は局所麻酔単独でも可能な処置ですが、歯科治療の侵襲度として比較的大きなものになります（図22）。通常の歯科治療は問題なく行える患者でも、口腔外科治療では想像以上に大きな身体的・精神的ストレスがかかります。意識下鎮静を適応することでこのストレスを軽減させることができます。患者が痛みを訴える場合は、鎮静の深度ではなく局所麻酔がしっかりと奏効しているかがポイントになります。治療の難易度や予想処置時間を治療医と共有していることも大切です。

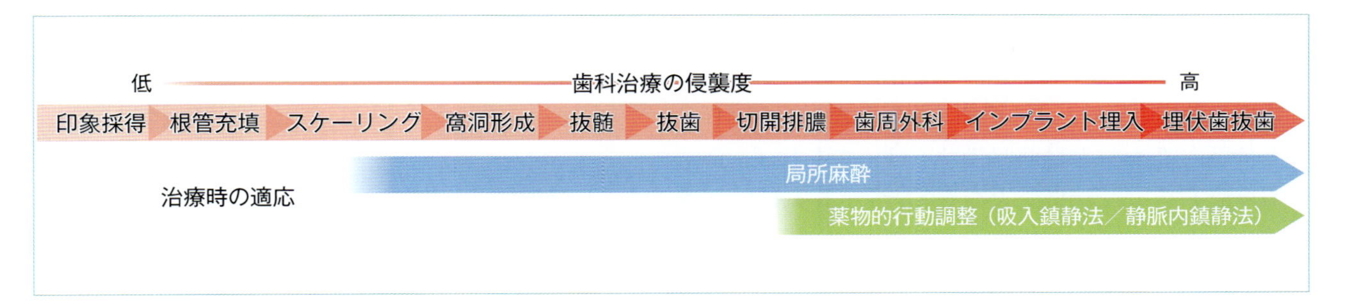

図 22　歯科治療の侵襲度の目安

2）インプラント複数本同時埋入

最近では上下顎のインプラント同時埋入を1日で行う施設も珍しくありません（図23）。鎮静効果が良好に保てるのは2時間程度のため、埋伏歯抜歯と同様に難易度や予想治療時間を治療医と共有し、あまり長くなる場合は上下顎を別日に行うなどの調整が必要です。

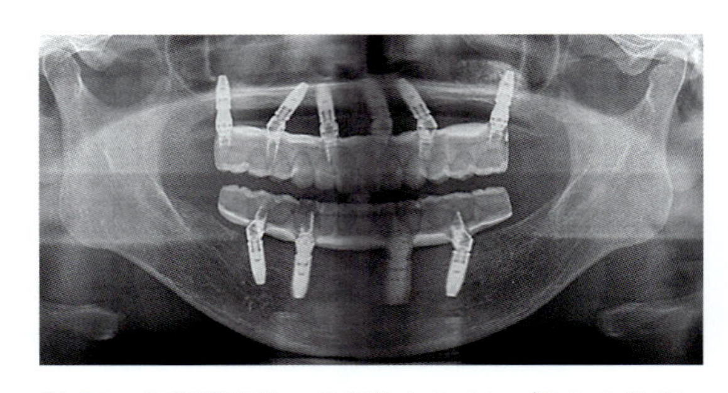

図 23　無歯顎患者への複数本のインプラント治療

a．治療中の注意点

患者は、リラックスしているように見えても同一姿勢や開口保持による疲労や痛みなどが生じるため、安定した鎮静状態を保ち続けることが徐々に難しくなります。輸液の影響でトイレに行きたくなる場合もあり、体動が頻繁に生じたり血圧が上昇することもあります。

インプラント治療では注水が大切ですが、意識下鎮静の場合の水の口腔内保持機能などは通法下の処置時と変わらないため問題にはなりません。

b．高齢患者での注意点

高齢者では鎮静薬による呼吸抑制などが容易に起こりますので、意識下鎮静が安全です。意識下鎮静であっても高齢者では嚥下や反射機能が低下しており、注水や吸引への配慮が若い患者層よりも必要です。高血圧などの持病がコントロールされているかには注意します。

8．患者別適応事例

日常の臨床場面でも、患者背景によって、簡単な処置でも困難・不可能な場合があります。静脈内鎮静法を取り入れることが有用な手段となることがあります。

1）重度の嘔吐反射

重症の際は自分での歯みがきでも反射が出る場合もあり、深鎮静を行っても反射が抑制されない可能性もあります（表８）。１回目の診療で目的とする治療をするのは控え、まずは意識下鎮静で全顎的な口腔ケアを施行し大臼歯部に触れられるか試します。それでも反射が抑制できなければ、そのまま深鎮静に移行して大臼歯部に触れられるか試しましょう。

表８　患者状態による嘔吐反射の重症度分類（文献３より作成）

分類	患者状態
重症	歯科治療がまったく不可能か、日常生活での歯ブラシの使用も難しい
中等度	前歯部での歯科治療は可能だが、大臼歯部での治療や口腔底でのミラー操作も難しい
軽症	一般的な歯科治療は問題ないが、デンタルＸ線撮影や、大臼歯部の印象採得が難しい

意識下鎮静あるいは深鎮静で反射が抑制されれば、次回の診療で目的とする治療を施行しましょう。もし静脈内鎮静法では抑制が難しいようであれば、全身麻酔下での治療が適応となる可能性があります（自施設あるいは他施設への紹介）。

2）軽度の嘔吐反射

嘔吐反射の亢進因子はいくつかあり、その一つに心理的な影響があります（表9）。以前に受診した歯科治療での嫌な記憶などが引き金となり、拒絶反応が嘔吐反射として現れてくる場合です。歯科恐怖症の一面としての嘔吐反射の場合、症状は比較的軽症ですが、静脈内鎮静法によって心理的負担が軽減され、反射を抑制できることがあります。

表9　嘔吐反射の亢進因子

局所的因子	鼻咽頭疾患など
全身的因子	疲労、睡眠不足、低血糖など
心理的因子	歯科治療に対する、不安・緊張・恐怖など

反射が出ずに治療ができたという経験が自信や安心感につながり、回数を重ねるごとに、より浅い鎮静で反射が抑制されるようになって最終的には鎮静なしで治療ができるようになる可能性もあります。

3）（軽度）知的能力障害を伴うダウン症候群

定期的にケアに通うことができていれば、歯科治療への適応性はある程度備わっていると考えられます。う蝕治療など、いつもと違う治療に対しての不安感が強い場合は、意識下鎮静で不安や緊張を取り除ける可能性があります。

ダウン症候群に多くみられる特徴や患者特性から（表10）、気道確保が難しいため意識下鎮静が適応となり、仮に行動を抑制できなくても深鎮静にはしません。治療継続が困難であれば全身麻酔を検討します。先天性心疾患を有する場合は、根治術後でも感染性心内膜炎の予防措置が必要なことがあります。

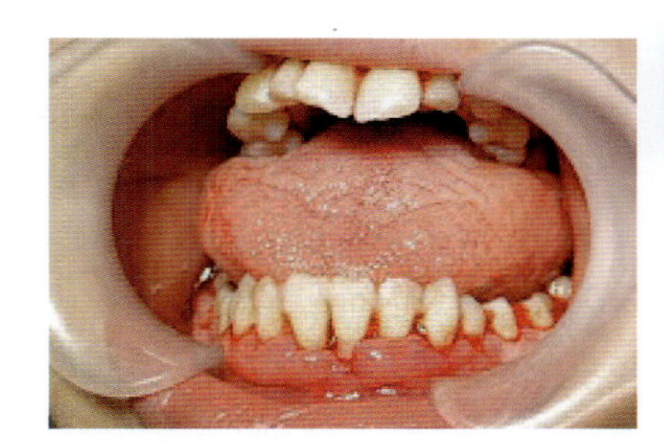

図24　低緊張による舌の弛緩

表10　ダウン症候群に多くみられる特徴

知的能力障害	軽度～中等度だが合併する
環椎・軸椎の関節異常	頭部の後屈などにより脱臼しやすい
気道の形態	上顎骨劣成長による、鼻腔狭窄、舌の弛緩（図24）がある場合、気道狭窄を起こしやすく、鎮静や睡眠により助長される
先天性心疾患の合併	40%程度に合併がみられる

4）重度の歯科治療恐怖症

多くの歯科治療恐怖症患者では、表11に挙げた特徴がみられる場合があります。現在の状態だけではなく、過去の歯科治療歴もしっかり問診し、歯科治療恐怖症の程度を見極めましょう。程度によって、まず吸入鎮静法から試みることもあります。

治療本数が多い場合、治療完了までの来院回数が増えるため、治療途中でドロップアウトすることも予想されます。それを避けるためには、全身麻酔と静脈内鎮静法をうまく組み合わせて治療回数を減らす工夫が必要です。

初回の鎮静では短時間で終わる簡単な処置のみを深鎮静下で行い、鎮静を用いれば楽に治療ができる、という成功体験をさせます。この体験が自信につながり、恐怖心も軽減され、回数を重ねるごとに意識下鎮静に近づけることができるでしょう。

表 11　歯科治療恐怖症に多くみられる特徴

- 口腔内の清掃状態は不良で、多数のう蝕がある
- これまでに歯科医院を何度も変えている
- うつ病やパニック障害などと診断されている
- 歯を削る音で身体が動かなくなる
- 診察室に入れない、チェアに横になれない
- 診療器具を口に入れると、嘔吐反射が生じる

5）過換気症候群

過換気は不安や恐怖、緊張などのストレスによって引き起こされます（表12）。歯科治療はこれらの誘因が揃っていますので、意識下鎮静での治療は過換気発作の予防として大変有効です。

以前の歯科治療時に過換気発作を生じたことのある患者の場合、「今回も発作を起こしたらどうしよう」という不安が強く、再度発作を起こす可能性が高い状況です。もしも鎮静開始前に過換気発作が生じてしまった場合、落ち着くのを待つよりも、鎮静することで発作が治まるため、すぐに静脈路を確保して鎮静を開始します。

治療終了後に発作が起きた場合は、再度鎮静薬を投与するとその時は治まりますが、また覚醒時に発作が起きる可能性があります。治療終了後の発作には、「ゆっくり呼吸をすること」や「息を止めること」など適切な呼吸方法を指示し、自然に軽快するのを待ちます。

表 12　過換気症候群に多くみられる特徴

- 器質的な障害は認められない
- 不安、恐怖、怒りなどの心理的要因が引き金となる
- 一度発作を起こすと、また起こしたらどうしよう、という予期不安が生じる
- 歯科治療のたびに発作を繰り返す。発作は30分～１時間で自然に軽快する
- 20歳代女性に好発する

6）自閉スペクトラム症

ある程度歯科診療を受け入れている自閉症患者であっても、局所麻酔やラバーダムなどいつもと違う診療行為に対する理解と協力はできないため（表13）、静脈内鎮静法は主に身体抑制の手段として利用され、多くは深鎮静で実施されます。

静脈路確保においても、ある程度の理解と協力が得られるように、診療の流れを紙に描いたイラストを順に並べて示す視覚支援も有効です（→ PART2-C 図８参照）。

イラストの順番を見せたり、スタッフがやってみせたりする方法もありますが、患者がすべてを拒否し続ける場合もあります。コミュニケーションが困難な患者では、可能なところまでガイダンスの努力をし、すべてが無効な場合は、身体抑制下に静脈路を確保して深鎮静により歯科治療を行います。

深鎮静を行っても治療が達成できない場合、または深鎮静を行うと気道管理上の問題が起こる場合などは全身麻酔下での治療を考えます。

表13　自閉スペクトラム症に多くみられる特徴

・言葉による理解が難しい
・視覚支援が有効なことがある
・パターン化した診療行為は受け入れられるが、新しいパターンを受け入れることに困難がある

G 術中の合併症

鎮静中に生じる主な合併症として、以下の1～3が挙げられます。

意識下鎮静および深鎮静において生じる合併症は概ね共通していますが、意識下鎮静では重篤な換気障害や誤嚥性肺炎の発生率がゼロであるのに対し、深鎮静では術中、術後あわせて重篤な呼吸器系合併症の発生に注意が必要です（表14）。

表14　意識下鎮静と深鎮静での換気・呼吸器に関連する重篤な合併症の発生内容（文献2を基に作成）

	換気障害と低酸素血症（マスク換気や気管挿管を要するもの）	むせ、誤飲・誤嚥、喉頭痙攣
意識下鎮静	発生なし	発生なし
深鎮静	・SpO_2の値が90%未満に低下……14.4%（医科の内視鏡処置中） ・バッグバルブマスク換気や気管挿管を要する換気障害……0.03%（歯科の抜歯中）……0.3%（医科の内視鏡処置中） ・バッグバルブマスクによる対応を要した経験……36.1%の施設（歯科麻酔学会の調査）	・誤嚥性肺炎……0.1%（医科の内視鏡処置中） ・喉頭痙攣……0.1%（歯科の抜歯中） ・喉頭痙攣の経験……12%の施設（歯科麻酔学会の調査）

1. 換気障害と低酸素血症

静脈内鎮静法において最も起こりやすい合併症は、呼吸に関する問題です。意識レベルが低下するにつれて咽頭開大筋が弛緩し、舌根沈下をきたします。いびきをかき始めたり、胸郭の上がりかたが水平ではなくシーソーのようになったりしている場合には、舌根沈下が生じ気道の開通性が阻害されている状態です。

医科の内視鏡処置では、SpO_2が90%未満になる事例の発生率が14.4%との報告があり、歯科麻酔学会が行った深鎮静の調査では、36.1%の施設で「バッグバルブマスクによる対応を要した気道閉塞・呼吸抑制を経験した」との回答が得られています[4]。医科領域と歯科領域の違いもあり単純比較はできませんが、深鎮静では呼吸器系の合併症の割合が高くなる傾向は同じです。

バッグバルブマスクでの対応により呼吸状態は改善しますが、治療が中断されたり、治療を再開することで同じ問題が起きることもあります。

2. むせ、誤飲・誤嚥、喉頭痙攣

図25に鎮静時の気道について示します。

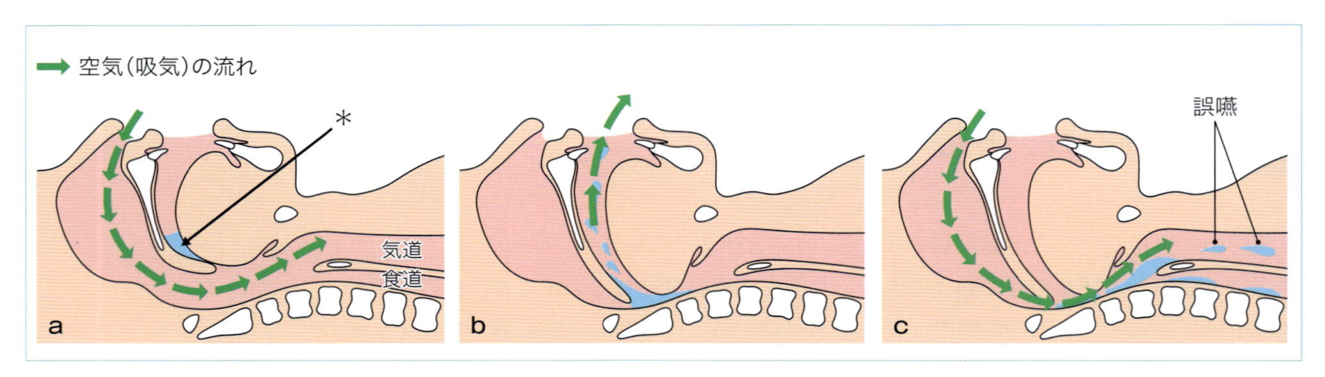

図25　鎮静時の気道の変化
a：通法下または意識下鎮静時
舌に緊張感があり、軟口蓋と密着して（＊）液状物の咽頭内流入を防止しています。舌根部も気道が開通しており呼吸にも影響ありません
b：深鎮静時のむせ
舌が弛緩して咽頭方向に落ち込みやすくなります。口腔内の液状物が咽頭内に流れ込んだ際は、喀出反射（むせ）が起こり大きな体動となるため、歯科治療を一時的に中断してしっかり喀出させます。むせが頻繁な場合は、鎮静度を浅くするか、治療を中止します
c：深鎮静時の誤嚥
bよりも深い鎮静、または反射が低下している患者では、咽頭内に液状物が貯留しても反射が起こらず、吸気に伴いそのまま気管内に誤嚥されてしまうことがあります。鎮静度あるいは患者の反射力低下で、下部気道まで誤嚥されると誤嚥性肺炎となります。患者に体動が生じないため、治療の中断にはつながりませんが、突然低酸素症になりなかなか SpO_2 の改善がみられないことがあります

深鎮静の場合、舌が弛緩して咽頭方向に落ち込みやすくなります。水や血液が咽頭へ流れ咽頭・声門が機械的に刺激されると、声門が閉鎖し換気ができなくなる状態の喉頭痙攣が起こる可能性があります。術後誤嚥性肺炎や喉頭痙攣の発生率は0.1％程度とされています。これらの合併症は口腔内の過剰な液状異物（注水、洗浄水、血液など）が関連するため、深鎮静下の歯科治療全体ではもう少し頻度が高いかもしれません。歯科麻酔学会が行った調査では12.0%の施設で「喉頭痙攣の経験」がありました[4)]。

3. 循環に関連する合併症

呼吸に関する合併症ほど頻度は高くないものの、比較的小さな有害事象（徐脈、頻脈、低血圧、高血圧）と大きな有害事象（循環破綻、心停止）が報告されています。深鎮静中の合併症としては低血圧の頻度が2.8％と最も高くなっています[2)]。ただし、医科症例を対象としたこの報告には、ASA-PS ⅢおよびⅣの患者も含まれているため、循環器系の大きな有害事象が発生したとも考えられます。

静脈内鎮静法は強い不安や拒否行動のある患者にも確実に鎮静効果をもたらし、鎮静度の調整も意識下から意識消失に近い深鎮静まで幅のある臨床応用が可能です。その反面、高度な呼吸管理や人員が必要で、患者の気道条件や行動状態、治療内容によって

は適応外となることもあります。患者の安全を脅かす状態にまで鎮静度を深くすることは避け、治療や気道管理が困難な場合は全身麻酔下での歯科治療を検討します。

（大野　幸）

文献

1）日本歯科麻酔科学会 ガイドライン策定委員会：歯科診療における静脈内鎮静法ガイドライン改訂第 2 版，2017.〈https://kokuhoken.net/jdsa/publication/file/guideline/guideline_intravenous_sedation02.pdf〉
2）日本歯科麻酔科学会 ガイドライン策定委員会：歯科診療における深鎮静プラクティカルガイド - 深鎮静の麻酔管理の考え方 -，2021.〈https://kokuhoken.net/jdsa/publication/file/guideline/guideline_practical_guide.pdf〉
3）染谷源治：嘔吐反射の強い患者の歯科治療はどうするか．デンタルダイヤモンド増刊号，1982；7：32-33.
4）渋谷真希子，佐藤會士，樋口　仁，星島　宏，森本佳成，ほか（日本歯科麻酔学会歯科麻酔医のための深鎮静ガイドライン策定小部会）：歯科麻酔医の深鎮静に関する施設実態調査報告．日歯麻誌，2019；47：158-164.

H 静脈内鎮静法の症例、利用場面

当院（おがた小児歯科医院）では、行動療法や吸入鎮静法下での歯科治療で対応できない場合には、静脈内鎮静法もしくは全身麻酔下の歯科治療を検討します。適応症例ならびに術前評価を十分に吟味したうえで進めていく必要があります。

1．静脈内鎮静法の適応

当院基準での適応症例と非適応症例についてまとめています（表16）。

表16　静脈内鎮静法の対象患者（おがた小児歯科医院）

適応症例	非適応症例
① 恐怖心または嘔吐反射が強い患者 ② 小手術（抜歯術など） ③ 障害者 ④ 高血圧症 ⑤ 認知症	① 肥満 ② 嚥下機能の低下 ③ 開口障害 ④ 妊産婦

2．術前評価

1）医療面接

詳細な医療面接を行い、最大限の情報を引き出します。

2）診察

外観は最も重要な患者評価です。開口障害や気道管理の難易度、障害特性などしっかりと把握します。静脈路確保についての協力度を推し量り、家族らと相談して、前投薬の使用や吸入麻酔薬を使った緩徐導入の適用について打ち合わせます。

3）バイタルサインの測定

脈拍数、SpO_2、血圧を測定します。測定中に異常が見つかれば、必要に応じて専門医へ紹介する必要があります。

4）説明と同意

全身麻酔と同様に絶飲食が必要であり、基本的には軽食は6時間前まで、水やスポーツドリンクなどの水分は2時間前までとして、それ以降は経口摂取しないことを指示します。

鎮静中の合併症の説明に加えて、本法が完全な無意識を約束するものではないことや、予定どおりの治療が行えない可能性があることなどを文章で説明し、そこに日付、説明者と患者氏名を署名してもらい、その控えを保存します。

3．モニタリング

1）鎮静度の評価

評価方法は、Ramsay 鎮静スコアなどいくつかの方法がありますが、呼びかけや軽い刺激に対する反応をみるということは共通しており、刺激に対する反応をみながら鎮静度を判断します。知的能力障害に対する鎮静では、深鎮静のレベルを意図的に維持する場合も多いですが、開口器の装着や、浸潤麻酔時などの強い刺激に対する反応は保つようにします。

2）呼吸状態の観察

静脈内鎮静法では患者の自発呼吸に委ねるため、胸郭が滑らかに動き、換気が行われていることを常時確認しなければいけません。呼吸のモニタとして主にパルスオキシメータを使用しますが、気道閉塞から SpO_2 の低下までに1分程度を要しますので、胸郭の動きを観察することは、リアルタイムの呼吸状態の評価という点でモニタ機器に比べて優位性があります。

3）血圧計

基本的な循環系のモニタであり、非侵襲であることから全例に装着します。当院では原則5分間隔で計測をしています。

4）心電図

心電図は心臓モニタとして有用ですが、当院では全例に使用することはなく、循環器系疾患や高齢者患者など症例を選んで使用します。

4．静脈内鎮静法の実施

1）患者状態の確認

来院時に、当日の体調、絶飲食および帰宅方法について確認します。

2）意識下鎮静（ミダゾラム単独）

当院での鎮静度は、呼びかけや軽い刺激で目を覚ます、または反応する程度とし、深鎮静とならないように注意します。酸素は、投与が可能な患者には経鼻カニューレを通じて、3～5 L／分量を投与します。血圧、SpO_2、必要に応じて心電図を評価します。

意識下鎮静の際はミダゾラムを使用します。ミダゾラムは血管痛がなく呼吸抑制も少ない利点がありますが、総投与量に相関して回復に要する時間が延長する欠点もあります。初回投与量を0.075mg/kg を目安にして鎮静度を判断し、次回の治療以降は初回を参考にしながら増減しており、上限を5mg と設定しています。投与量によって回復に要する時間が延長されるため、期待する鎮静状態が得られない場合は、別日での深鎮静を検討します。

3）深鎮静（プロポフォール単独、ミダゾラムとプロポフォール併用）

当院での深鎮静の鎮静度は、呼びかけや軽い刺激では反応が鈍いが、自発呼吸は安定している状態としています。プロポフォール単独で行う場合は0.5～ 1.0mg/kg で初回投与を行った後、2.0～ 3.0mg/kg/h で管理します。プロポフォール単独での管理が難しい場合には、ミダゾラムとプロポフォールを併用します。具体的には、ミダゾラムを初回に 1～2mg 程度投与し、速やかに静脈路を確保してプロポフォールの投与（2.0～ 3.0mg/kg/h）に移行します。

5．術後管理

意識下鎮静の場合には、チェア上で30分程度安静に保った後、待合室に移動してもらいます。付き添い人がいる場合は、自宅で回復を待つという条件で評価項目（「歯科診療における静脈内鎮静法ガイドライン 改訂第２版」，2017）[1] に準じて回復の程度を評価し（表17）、条件を満たしていれば帰宅を許可します。

表 17　意識下鎮静後の帰宅許可の目安（文献１より抜粋）

・バイタルサインが安定している
・人、場所、時間等について認識する基本的精神運動機能が回復している
・自他覚的にふらつきなく通常速度歩行可能、または閉眼両脚直立検査で30秒間立位保持機能など、基本的運動・平衡機能が回復している
・術後出血がない
・疼痛がない
・嘔気や嘔吐がない
・帰宅後の術後注意事項や連絡先が記された印刷物が渡される

文献

1）一般社団法人日本歯科麻酔学会ガイドライン策定委員会 静脈内鎮静法ガイドライン策定作業部会：歯科診療における静脈内鎮静法ガイドライン －改訂第２版（2017）－．〈https://kokuhoken.net/jdsa/publication/file/guideline/guideline_intravenous_sedation02.pdf〉

CASE 2

歯科治療恐怖症の意識下鎮静での保存治療（図26）

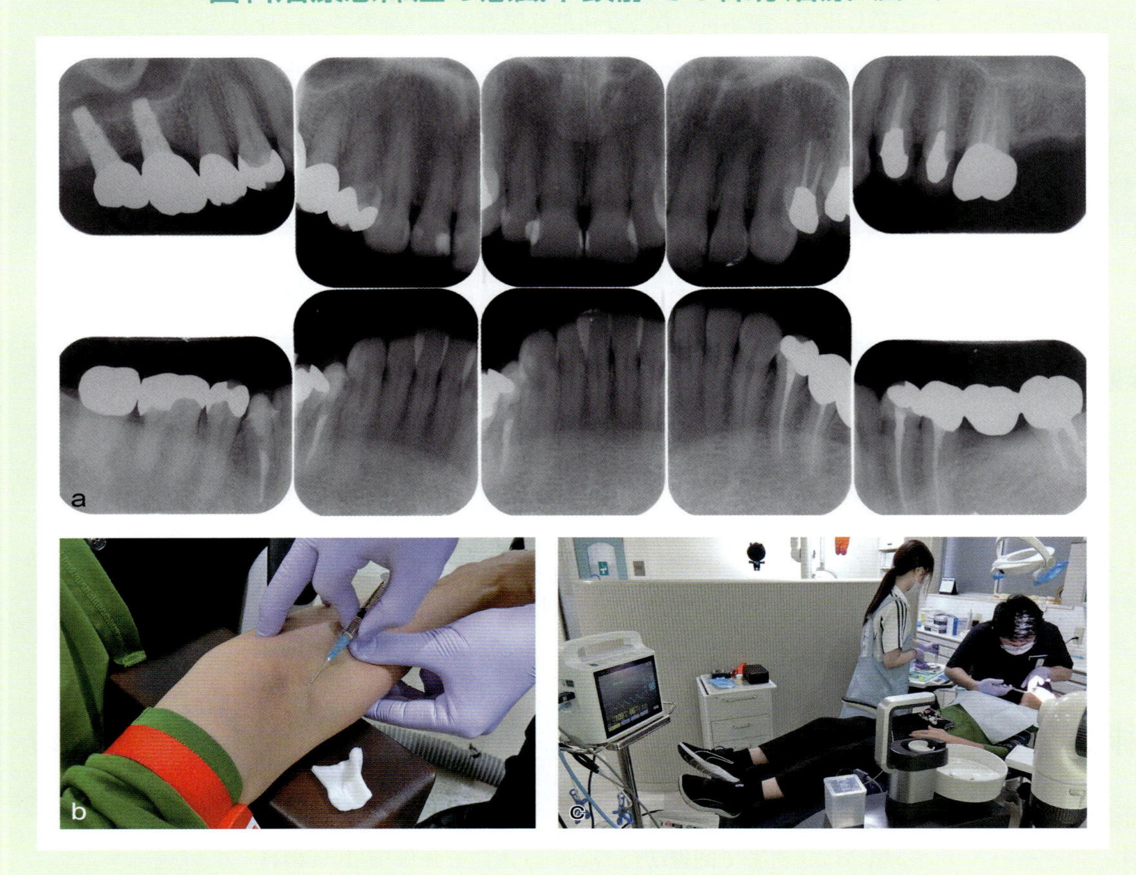

症例概要

57歳女性、身長156cm、体重63kg（BMI：25.9）、心身症のため頓服にてアルプラゾラムを服用中。全顎的な歯周治療と数本の歯科保存治療が必要ですが、歯科治療恐怖症のため、静脈内鎮静法下の歯科治療となりました。

鎮静方法

酸素投与が可能な患者だったため、経鼻カニューレを通じて3～5L／分の量を吸入鎮静器から投与しています。SpO_2、血圧、必要に応じて心電図をモニタリングします。鎮静薬剤はミダゾラムを使用。今回は、ミダゾラム5mgを投与し、治療時間20分、術後管理を含め、鎮静は25分でした。

治療前のデンタルX線画像（a）。薬剤投与の様子。患者に特記すべき既往歴がない場合は、静脈路留置は行っていません（b）。外来診療室での静脈内鎮静法下での歯科治療の様子（c）。

静脈内鎮静法の適応理由や注意点など

本患者は過去に吸入鎮静法下で歯科治療をした際、効果が不十分であったこと、また気分不良を体験したことから、静脈内鎮静法下での歯科治療となりました。静脈内鎮静法を行う場合には、十分な術前評価が必要であり、管理が必要な全身疾患が存在する場合には、静脈路確保、心電図など装着のうえ、さまざまな対応ができるよう準備する必要があります。

CASE 3

歯科治療恐怖症の深鎮静下での保存治療（図27）

VIDEO

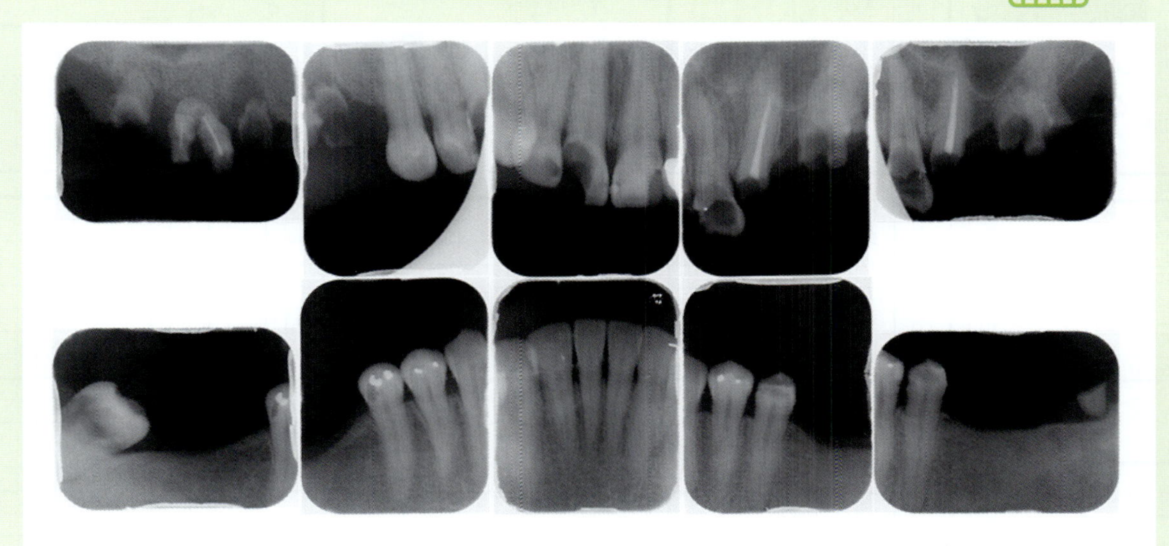

症例概要

48歳女性、身長163cm、体重55kg（BMI：20.7）。全顎的な歯周治療が必要ですが、歯科治療恐怖症のため、これまで、吸入鎮静法、意識下鎮静を試みたものの、患者が希望とする鎮静状態を得られなかったため、4回目の治療となる今回は深鎮静での歯科治療となりました。

鎮静方法

酸素は、経鼻カニューレを通じて3～5Ｌ／分の量で投与します。SpO_2、血圧、必要に応じて心電図をモニタリングします。当院では、プロポフォール単独で行う場合は0.5～1.0mg/kg で初回投与を行った後、2.0～3.0mg/kg/h の投与量で管理しています。プロポフォール単独での管理が難しい場合には、ミダゾラムとプロポフォールを併用します。今回は、ミダゾラム 2mg 投与後、プロポフォールを2～3mg/kg/h で投与し、治療時間46分、鎮静は47分でした。

治療前のデンタルＸ線画像（図27）。深鎮静で使用する麻酔記録用紙（図28）。

深鎮静の適応理由や注意点など

本患者は過去に吸入鎮静法や意識下鎮静を試みたものの、患者が希望とする鎮静状態を得られなかったため、深鎮静を選択することとなりました。術中、術後の経過もよく患者も満足しています。このように、行動調整法を複数準備しておくことは重要です。

また、使用するプロポフォールは調節性に優れているとはいえ、濃度依存性に循環抑制・呼吸抑制が強い薬剤のため、術中の管理はもちろんのことながら、麻酔記録用紙の作成と保管は必須です。

No.

麻酔記録

フリガナ 氏名	年齢	性	体重(補正)	麻酔管理事由 ASA：1 ② 3 4 5 E	歯科傷病名
	48	M Ⓕ	55 Kg (Kg)	不安症	P，per

術前合併症 □てんかん □喘息 □先天性心疾患	術前対診(有 ・ ㊒無)	行動調整	治療医 / 麻酔医 / 衛生士	処置内容
メニエール病		☑指示誘導可 □要視覚支援 □要抑制 □入室困難 □肢体不自由		スケーリング 消炎処置 1本
常用薬				

時間 15:30 16:00 ▽ 17:00

笑気(L/min)	
酸素(L/min)	
セボフレン(%)	
空気(L/min)	
1%ディプリバン(ml/kg/h)	0.35 0.32 0.3 0.25 0.3
ボーラス(ml)	3 1 1 1
輸液(ソルラクトS・5%TZ)	
血圧 ∨ ∧	
脈拍 ・	
麻酔 ⊗ 開始・終了	
治療 ⊙ 開始・終了	
挿管	
抜管	
呼吸 自発 人工換気	→
投薬・処置	⊗ ② ① ⊙ ③
酸素飽和度(%)	100 97 96 97
直腸温・鼓膜温(℃)	
終末呼気炭酸ガス (mmHg)	
電気毛布加温	

<投薬・処置注釈>
① ドルミカム 2mg
② 塩酸オーラ注 1.8ml
③ アネキセート 0.25mg

<使用薬剤>
笑気 L　ドルミカム2mg
酸素 L　アネキセート0.25mg
セボフレン ml
1%ディプリバン 21 ml
エスラックス mg
ソルラクトS・5%TZ 20 ml
生食 ml

□MASK □吹送法 □経口挿管 □経鼻挿管（右・左）□LMA ☑静麻 □GOS→静麻 □鎮静 □全身管理
管サイズ　カフ　cc

麻酔時間 15:49～16:36 0:47
治療時間 15:50～16:36 0:46

<麻酔経過>
・静脈路確保 右肘 22G
・マスク換気
・興奮期換気困難 (有・無)
・経鼻 経口 エアウェイ使用 (有・無)
・挿管
・循環
・呼吸
・覚醒　帰宅 時 分
・回復室
・帰宅前術後嘔吐 (有 回・無)
・帰宅後

<次回麻酔特別注意事項>
・導入 ドルミ 2mg プロポフォール 3ml
・維持 0.35ml/kg/h
・ボーラス 1～2ml
上半身に U字クッション使用

図 28　CASE3 症例での麻酔記録用紙

（原野　望）

PART 5

日帰り全身麻酔

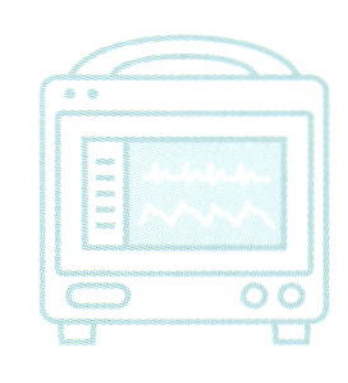

吸入鎮静法も静脈内鎮静法も、適応範囲が広く多くの患者で利用されていますが、拒否行動や治療内容、侵襲度次第では全身麻酔での治療が適応です。設備、器材、人員、周術期管理とハードルは高いのですが、開業歯科医院でも日帰り全身麻酔を実施しています（図１）。入院が困難な小児や障害者への恩恵が大きく、行動調整の切り札となります。麻酔管理上のリスクが高い患者では高次医療施設での入院下全身麻酔が実施されます。

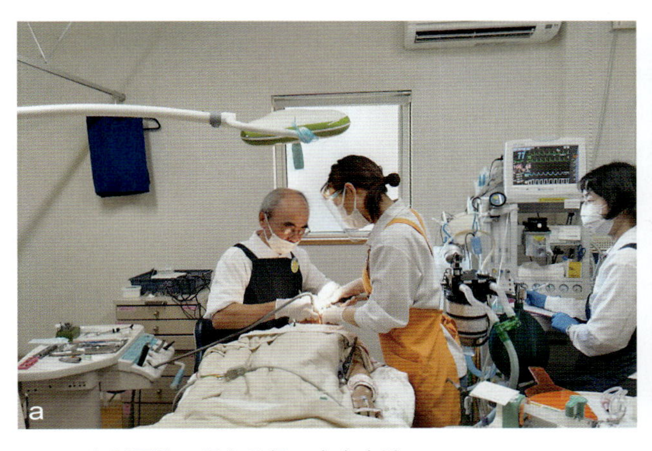

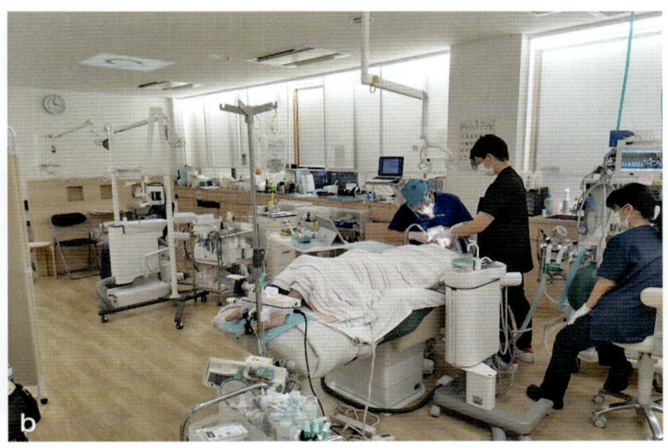

図１　歯科医院で行う日帰り全身麻酔
患者は、小児、成人、障害児者、さまざまです
a：個室を利用した実施例。治療医の左右に十分なスペースがあり、同室にキャスター付き回復用ベッドも設置
b：広いオープンスペースを利用した実施例。回復用ベッドは終了時に別室から移動してチェアに横付けします

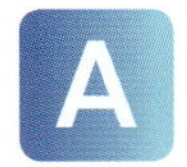

A 適応と禁忌

1. 開業歯科医院の日帰り全身麻酔の実施例

どんな患者がどのような歯科治療を受けているのでしょうか。筆者勤務先の臨床例1,000例程度の症例を参照していきます。

麻酔記録に基づいて、調査期間2016年3月～2022年3月の合計1,064症例（550名）を集計しました（図２）。多くの症例でう蝕治療のための充填、根管治療、歯冠修復・補綴治療が実施されていました。口腔外科的処置が大きな目的であっても2時間程度の時間内であればう蝕治療や歯周病処置を組み合わせて実施することが可能です。治療箇所や量が多いときは複数回の実施を計画します。

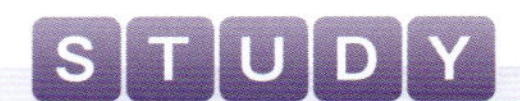

歯科日帰り全身麻酔の1,000症例の統計

調査対象は2施設で、小児歯科専門で障害者も受け入れている開業歯科医院（おく小児矯正歯科：鹿児島県鹿児島市）、障害者歯科を中心に幅広い治療を行っているリチャード歯科（福岡県春日市）です。開業歯科医院での実施例から日帰り全身麻酔の臨床像を描いてください（図2）。

①患者像や治療内容　②術前検査結果　③術前管理法　④全身麻酔入眠時の体動抑制
⑤気道確保関連の臨床統計　⑥回復時間　⑦合併症

【調査概要】

施設によって患者の年齢や障害の有無に特徴があると思いますが、本調査では障害のある成人が多くみられました。年齢は50歳前後が上限で、高齢者や深刻な持病がある患者は原則的に受け入れていません。治療内容はう蝕治療が圧倒的に多く、そのほかには、歯周処置、抜歯関連でした。同日に治療を組み合わせることもあります。

血液検査などは術前確認が望ましいのですが、患者が非協力であることが多く、筆者勤務先では麻酔中の実施としています。全身麻酔での入眠についても、非協力、恐怖心が強いなどの患者背景によって、吸入麻酔薬で入眠させ、その後に静脈路の確保を行っています。吸入してから入眠するまでの1分程度は身体抑制が必要となることがあります。

所要時間はおよそ、歯科治療関連で2時間程度、全身麻酔関連で1時間程度の合計3時間以内の麻酔時間としています。回復時間は30分～1時間程度で帰宅可能となり、帰宅後に歯科麻酔医が電話をして体調確認を行っています。

本調査においては、術後の他医療施設での加療や救急搬送はなく、まれに術後嘔吐が遷延して制吐薬処方や輸液を実施した症例がありました。

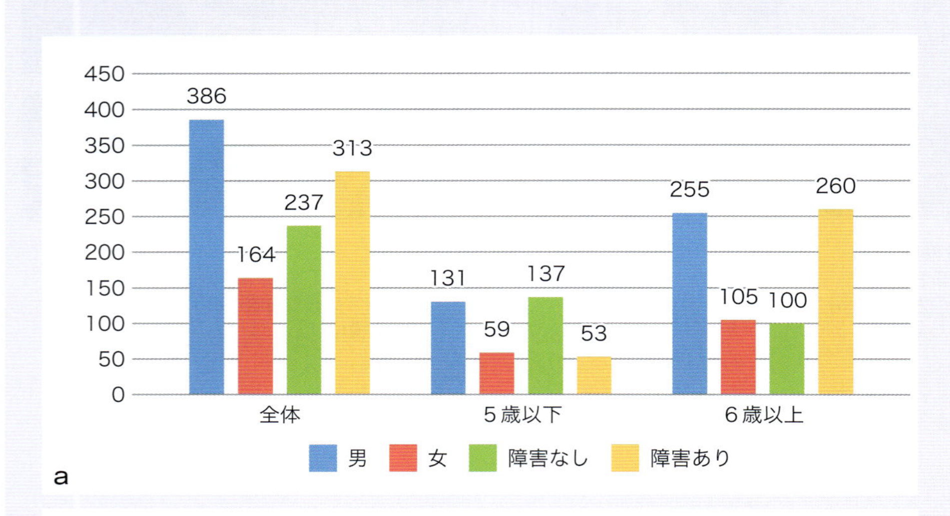

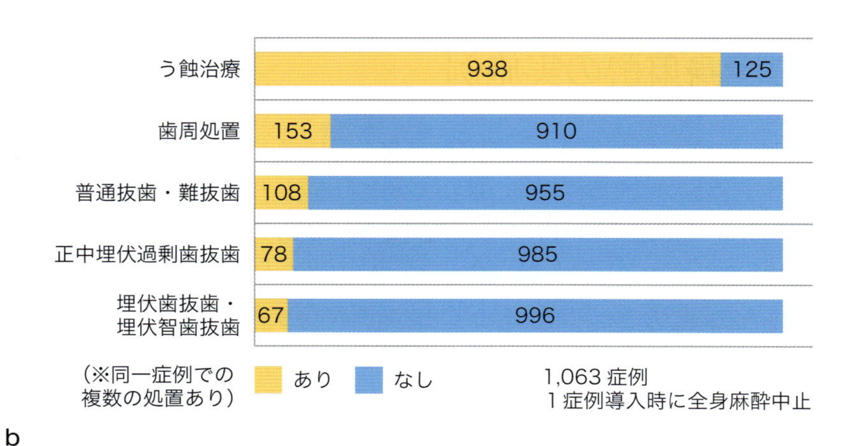

図2　歯科日帰り全身麻酔症例550名（1,064症例）の患者・治療内訳（2016.3-2022.3）
a：患者の年齢・障害の有無の内訳。※ASD（自閉症スペクトラム障害）、MR（知的能力障害）、ADHD（注意欠如・多動症）、CP（脳性麻痺、重症心身障害）などに該当の場合「障害あり」。精神疾患の合併は合併疾患として「障害なし」に該当
b：治療内容の内訳。このほか、舌小帯切除、良性腫瘍摘出、歯肉切除などさまざまな歯科治療が実施されました

2. 日帰り全身麻酔の適応

日帰り全身麻酔は治療上の適応から治療医が提案します（図３）。適応は、行動変容法によっても治療協力ができない小児や障害者の場合が多く、その他、恐怖心が強い精神疾患、身体障害などの背景がある場合です。深鎮静で治療ができなかった強度の嘔吐反射や拒否行動の障害者でも、全身麻酔では確実に歯科治療が達成されます。

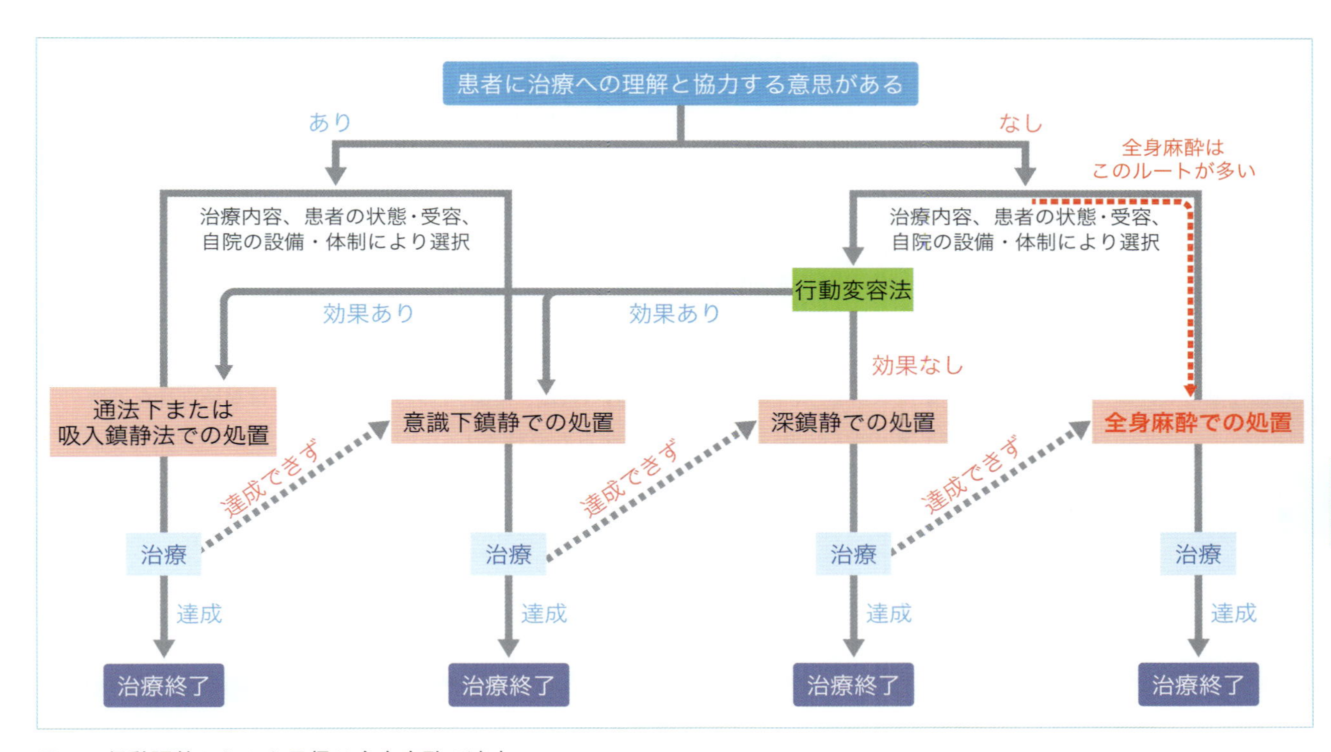

図３　行動調整からみた日帰り全身麻酔の適応

3. 麻酔管理上の適応と禁忌、注意症例

以下の３点から開業歯科医院での日帰り全身麻酔実施の可否を判断します。

①持病がある場合、持病を管理できるか

日帰り全身麻酔の適応は ASA-PS 分類（→表３参照）のⅠまたはⅡまでです。

②気道の確保、特に麻酔導入から気管挿管まで気道の確保が行えるか

歯科医院が派遣の歯科麻酔医に依頼する際には、肥満や顔面の形態の情報も確認します。開業歯科医院での受け入れは BMI30～35までが上限です。気道の確保は BMI のみで評価されるものではなく、肥満に加えて猪首や小顎、顎関節強直などの合併があれば気道管理の難易度は急激に上がります（図４）。

③術前、術後の周術期の管理が可能か

全身麻酔の前後には医院から体調を問い合わせたり、患者に術前絶飲食をさせたりします。全身麻酔の実施に理解と協力を得られる管理者（保護者など）が必要です。

表１に日帰り全身麻酔の主な適応と禁忌を示しています。

PART 5 日帰り全身麻酔

表1　日帰り全身麻酔の適応と禁忌、長所と短所

	適応	注意症例
適応と禁忌	・非協力な低年齢小児、知的能力障害、発達障害など ・協力行動困難な精神疾患、不安症や恐怖症、パニック障害、嘔吐反射など ・脳性麻痺などの身体障害 その他、何らかの理由で有意識下では歯科治療が困難、要集中治療、または患者の希望	・侵襲度が外来処置の範囲ではない ※以下は高次医療機関での全身麻酔を検討 ＊日常生活に支障をきたす（ASA-PS Ⅲ以上）の持病がある。日帰り全身麻酔の適応はASA-PS Ⅰ、Ⅱ ＊萎縮性筋疾患（筋ジストロフィーなど） ＊高度肥満、小顎、顔面奇形など気道管理困難患者 禁忌： 使用薬剤（麻酔薬、筋弛緩薬など）に過敏症既往があれば該当薬は使用禁忌
	長所	短所
長所と短所	・目的治療が必ず達成できる ・患者の精神的負担が少ない（医療者による身体抑制時間が短い） ・多数歯の同日治療により来院回数が少なくすむ ・気管挿管を実施することで安全性が高い	・設備投資が高額である ・経験のある歯科麻酔医しか実施できない ・術前絶飲食など、家族の理解と協力が必要 ・体調不良による直前キャンセルは医院の経済的負担が大きい ・医療費負担割合によっては経済的負担が大きい
除痛効果	ある程度の感覚麻痺はあるが、基本的に疼痛処置（抜髄、抜歯、口腔外科処置）では局所麻酔を併用	
設備・医療機器	医療ガスの配管工事（吸入鎮静法用と共用可）、全身麻酔器（リースも可）、生体モニタ、回復用ベッド、そのほか気道管理器材、輸液関連品、麻酔関連医薬品など	
実施・担当資格	歯科麻酔認定医または歯科麻酔専門医または医科麻酔医のみ実施・担当が可能	

Point 解説

肥満患者の全身麻酔　BMI>30は要注意

BMI＞30の患者では全身麻酔の実施について慎重な判断が必要です。肥満のみが禁忌事由とはなりませんが、ほかの条件とあわせて全身麻酔適応の可否を判断します。

※ BMI= 体重（kg）÷身長（m）÷身長（m）

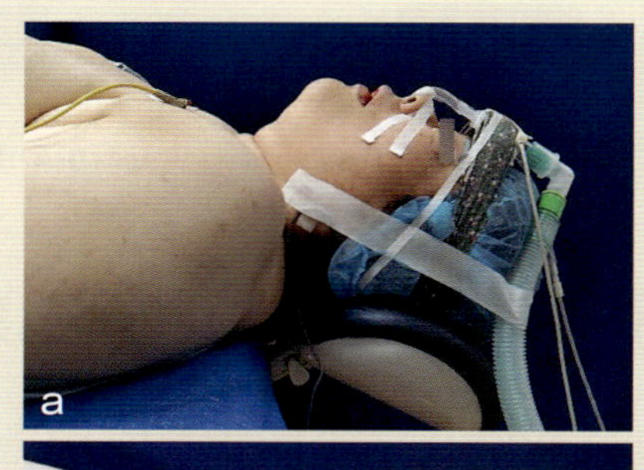

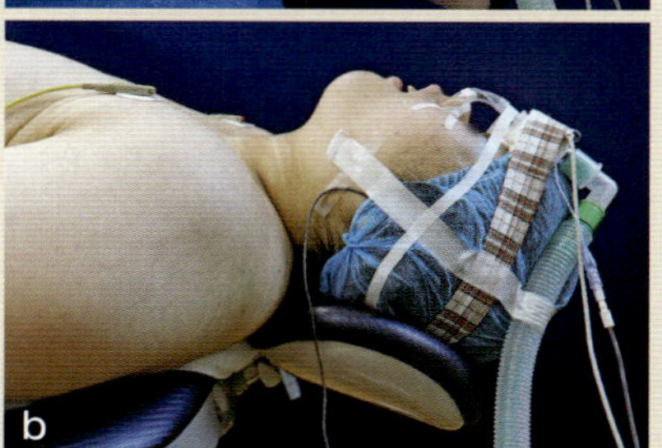

図4　BMI：30 程度の吸入麻酔導入

a：53 歳、女性。166cm、82kg（BMI：29.4）
歯科恐怖症。治療内容：う蝕治療。本症例は肥満に加えて猪首や軽度小顎があります。吸入麻酔の進行とともに下顎挙上と頸部後屈を行っても上気道閉塞となり、細めの経鼻エアウェイを右鼻腔から挿入しました。肥満のため換気不十分となるので左鼻腔からも挿入を試みましたが、狭窄、鼻出血のため使用できず、鼻出血の止血を行いながら右からの経鼻エアウェイ１本で時間をかけて麻酔導入を行いました

b：14 歳、女性。164cm、84kg（BMI：31.2）
自閉スペクトラム症。肥満があっても小顎傾向のない下顎で、十分な頸部後屈が可能です。下顎の挙上や経鼻エアウェイの挿入にも問題がなく、マスク換気困難は起こりませんでした

B 必要な設備と医療機器

1. 設備

1）医療ガス配管

ボンベ室からの酸素、亜酸化窒素の配管およびガスアウトレットの設置（PART3「B 必要な設備と医療機器」図3）が必要です。全身麻酔時の投与ガスとして空気を使用する場合は医療用空気の配管も加えます。アウトレットは吸入鎮静器も全身麻酔器も共用可能です。

2）余剰ガス排気

全身麻酔器を使った呼吸回路では、排出される余剰ガスに高濃度の亜酸化窒素（N_2O）や揮発性麻酔薬が含まれているため、麻酔回路から屋外へ排気する必要があります。余剰ガス吸引の設置があれば最適ですが吸引装置がなくとも余剰ガスのホースを屋外に通じる排気口に接続するだけでも余剰ガスは排気されていきます。（図5）。

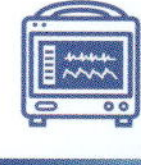

PART 5

日帰り全身麻酔

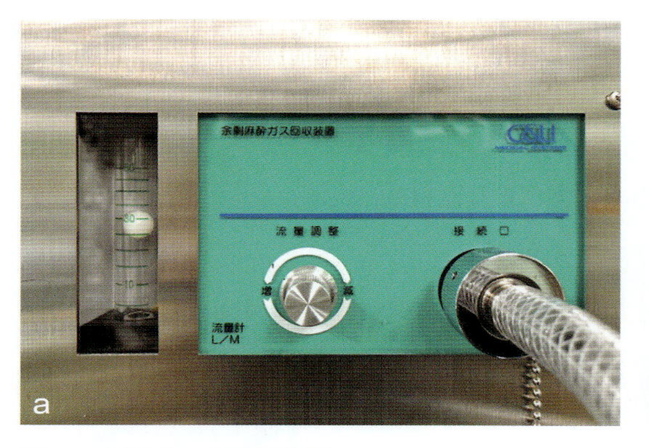

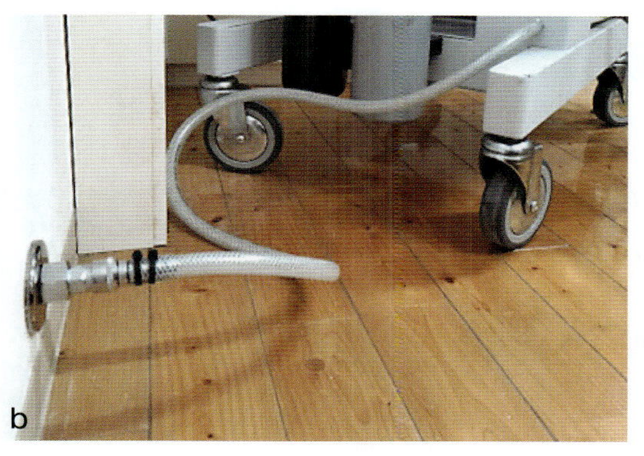

図5　余剰ガスの排気装置
a：壁面に設置された排気装置。排出ホースへの陰圧で余剰ガスを屋外へ排出します。全身麻酔回路への新鮮ガスの供給に支障のない範囲の圧で調整されます
b：半閉鎖循環式麻酔回路内の余剰ガスは常に麻酔器から押し出される方向に流れていて、陰圧をかけなくとも自然に排出されます。亜酸化窒素を含む吸入麻酔薬は空気より比重が高いので、壁や床の低い位置に排気口を設置します

3）治療に必要なスペース

全身麻酔下では短時間にさまざまな治療が行われることが多いため、麻酔導入時よりも歯科治療の際に通常よりやや大きなスペースが必要です。また、麻酔終了後に休むための回復室、回復用ベッドも必要です。可能であれば、医療者の注意が行き届くよう麻酔実施室内に設置し、ベッドは可動式がよいでしょう（図6）。酸素の投与やバイタルサインの測定が迅速に行うことができるよう配置します。

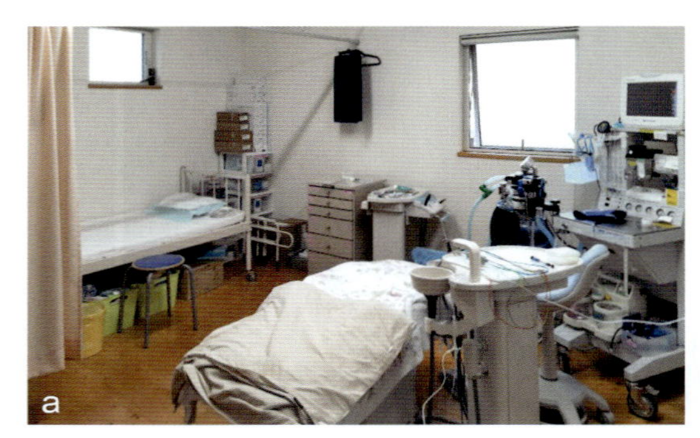
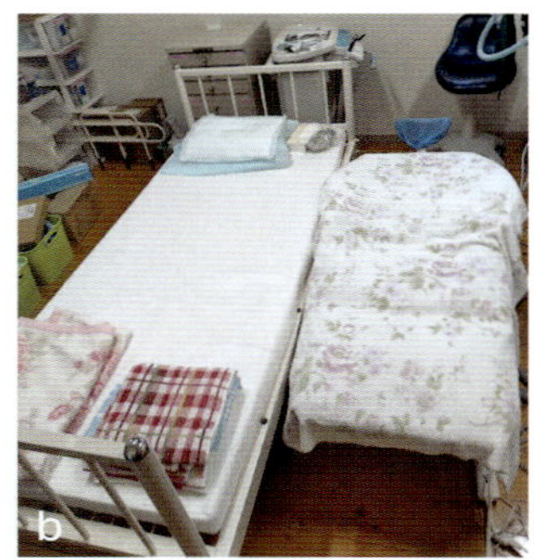
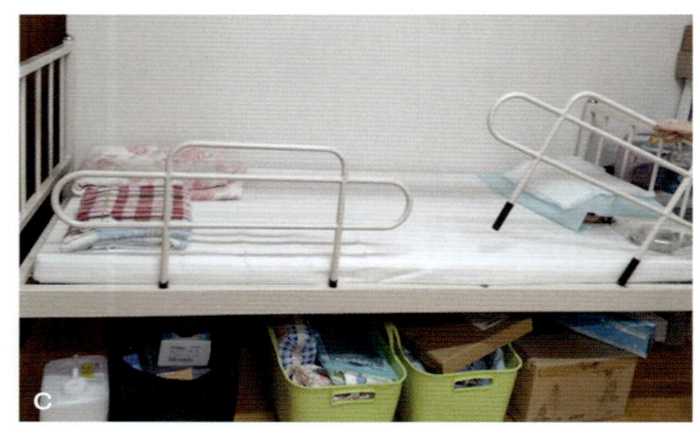

図6　回復室および回復用ベッド
a：全身麻酔下歯科治療室。チェアより２m程度離れて回復用ベッドを設置しています。ベッドはキャスター付きのものです。術後は保護者が同伴し、仕切りカーテンを閉めます
b：移床の際はベッドを歯科用チェアに横付けし、ベッドとチェアの高さを同程度に調整します
c：必要に応じて転落防止柵を取り付けます

2. 医療機器

全身麻酔を行うための医療機器としては①全身麻酔器（図7）、②生体モニタ（図8）、③シリンジポンプ、④吸引器、そのほか気管挿管や輸液を行うためのさまざまな器材や消耗品が必要です。

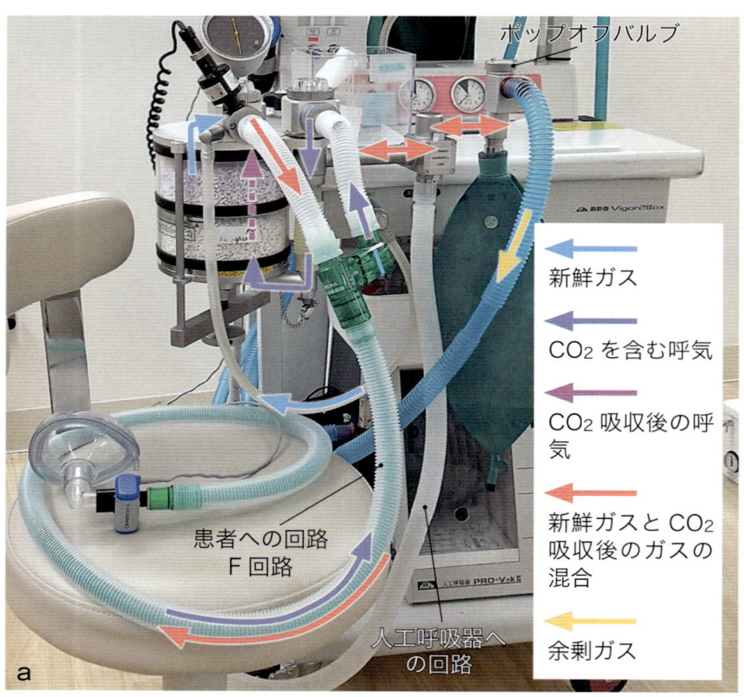

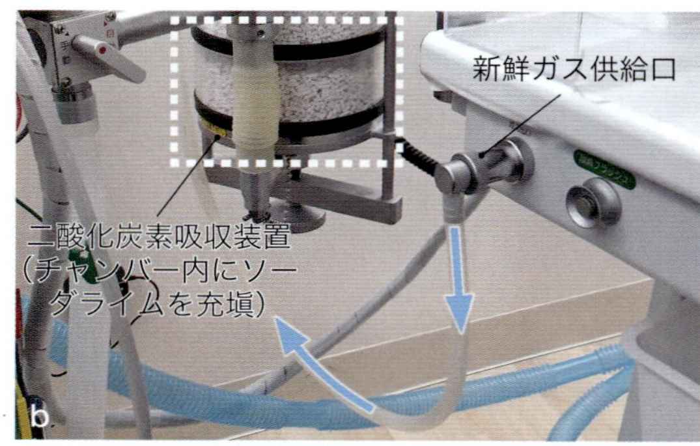

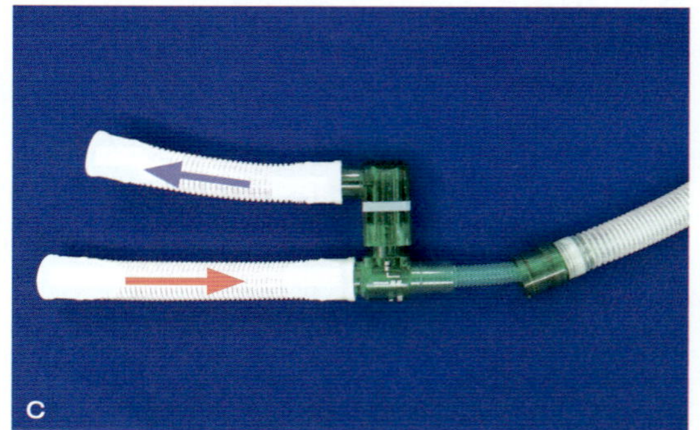

図7　全身麻酔器
a：半閉鎖循環式呼吸回路。患者呼気中の CO_2 は回路内で吸収され、余剰ガスは屋外排気されます
b：新鮮ガス供給口：全身麻酔器前面にあり、回路内で CO_2 が吸収された再呼吸呼気と合流する
c：F 回路。患者へ接続する部分は二重構造で、内側が吸気、外側が呼気

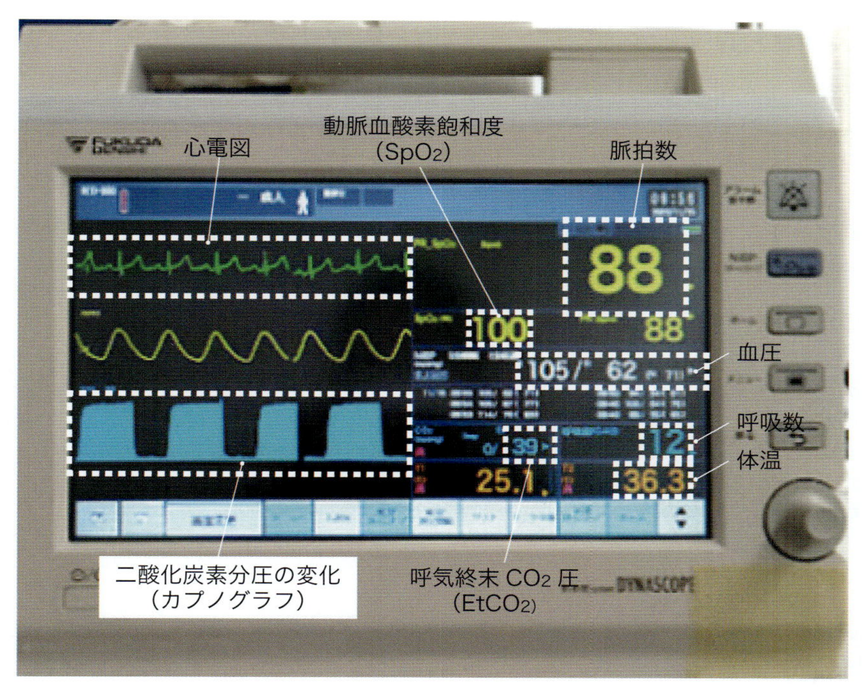

図8　生体モニタ
全身麻酔では、血圧、心電図、動脈血酸素飽和度、脈拍数、カプノグラフ／呼気終末 CO_2 圧、体温の測定が可能なタイプが必要です

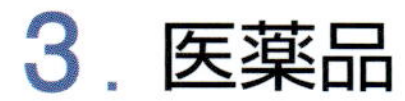

3. 医薬品

全身麻酔関連薬と緊急医薬品は主に歯科麻酔医が選択し、抗菌薬や鎮痛薬など歯科治療関連薬は治療医と歯科麻酔医が相談して選択します。

C 日帰り全身麻酔で使用される薬剤

歯科治療のために全身麻酔で使用される麻酔薬は医科での麻酔でも使用されています。日帰り全身麻酔に使用される麻酔薬には、①作用時間が短い、②調節性に富む、③蓄積性・副作用がない、などの薬理的性質が求められます。使用される主な薬剤を示します（表2）。

歯科の日帰り全身麻酔では、患者を麻酔薬で入眠させる方法として主に吸入麻酔薬が使用されています。吸入麻酔を使用しても、入眠までの短時間（1分程度）では、循環、呼吸への大きな影響がなく、バイタルサインのモニタリングや静脈路の確保は患者の入眠後に行っても安全に全身麻酔を進めることができます。

歯科麻酔医は自分が使い慣れた麻酔薬を組み合わせ、患者にとって安全、快適な方法で全身麻酔を実施しています。

表2　歯科日帰り全身麻酔に使用される主な麻酔薬と麻酔補助薬

種別	名称	単独使用の可否	注意点
吸入麻酔薬	亜酸化窒素	他の吸入麻酔薬との併用が必要	・体内閉鎖腔のある患者（他 PART3-「A. 適応と禁忌」参照） ・環境問題への配慮
	セボフルラン	単剤使用可能 （十分な麻酔効果）	・悪性高熱症の誘発薬（発症率1例/10万例程度、治療可能）
静脈麻酔薬	プロポフォール	他の麻酔薬との併用が必要	・添加物として大豆油、卵黄レシチンがあり大豆、卵黄アレルギー患者では使用しない
麻酔補助薬	レミフェンタニル	他の麻酔薬との併用が必要	・麻薬性鎮痛薬のため、資格のある管理者を置く必要がある
共通注意点	※全身状態の悪い患者（ASA-PS Ⅲ以上）には、慎重使用または禁忌（日帰り全身麻酔では適応外） ※同剤に過敏症の既往がある患者には禁忌 ※使用前には絶食が必要		

術前評価と臨床検査

1. 術前評価項目

問診票から病歴、服薬状況、日常生活の様子を確認し、ASA-PS Ⅱ以下（表3）の身体状況であり、麻酔管理上の気道確保が可能であれば基本的に開業歯科医院の日帰り全身麻酔の適応です。

表3　麻酔科医による術前の患者のリスク評価（ASA-PS 分類）（文献1より改変引用）

分類	患者状態	具体例
ASA-PS Ⅰ	通常の健康な患者	健康で、非喫煙、アルコールは飲まないか少しだけ飲む
ASA-PS Ⅱ	軽度の全身性疾患を有する患者	・重大な機能的制限を伴わない軽症の疾患 ・現在喫煙者、付き合い程度の飲酒、妊娠、肥満（30＜BMI＜40)、コントロール良好な糖尿病／高血圧、軽度の肺疾患 ※青字項目は入院麻酔が適切
ASA-PS Ⅲ	重度の全身性疾患を有する患者	・重大な機能的制限：すなわち、1つ以上の中等度、重症の疾患 ・コントロール不良の糖尿病または高血圧、COPD、病的肥満（BMI ≧ 40)、活動性肝炎、アルコール依存症または中毒、ペースメーカー、駆出率の中等度低下、定期的に透析を受けている末期腎不全、発症後3か月超経過した心筋梗塞、脳血管障害、一過性脳虚血発作（TIA)、冠動脈疾患／ステント留置
ASA-PS Ⅳ	生命を常に脅かす重度の全身性疾患を有する患者	発症後3か月未満の心筋梗塞、脳血管障害、一過性脳虚血発作（TIA）または冠動脈疾患／ステント留置、進行中の心筋虚血または重度の弁機能障害、重度の駆出率低下、ショック、敗血症、DIC、急性腎不全または定期的に透析を受けていない末期腎不全
ASA-PS Ⅴ	手術をしなければ生存が望めない瀕死状態の患者	腹部／胸部動脈瘤の破裂、重症外傷、頭蓋内出血（mass effect あり)、重篤な心疾患または多臓器不全を伴う虚血性腸疾患
ASA-PS Ⅵ	脳死状態の臓器移植ドナー	

注）緊急手術の場合は、クラスにEを添える（緊急の定義は、手術の遅れが生命の危機、体の一部を失う危機を増す状態）

術前評価は、問診、視診、臨床検査（胸部X線撮影、血液検査、尿一般検査、呼吸機能検査、心電図など）により行います。

全身麻酔の術前臨床検査は必要ですが、歯科麻酔医に全身麻酔を依頼する歯科医院としては、術前に「誰が実施するのか（歯科麻酔医は常勤ではない）」、また拒否行動がある場合は「どのように実施したらよいか」の問題が生じます。医科診療科併設の場合は院内で実施できますが、歯科単科の施設では連携病院に術前臨床検査を依頼する方法もあります。また、筆者勤務先のように、術前ではなく、麻酔中に胸部X線撮影と血液検査を行う施設もあります。

2. 胸部X線撮影と血液の術前検査の必要性

筆者が行った500名程度の患者群での検査所見を以下にまとめています。

1）胸部X線画像の所見

胸部X線は、原則的に初回の全身麻酔時のみ経鼻気管挿管後に撮影しています。550名／562症例で撮影しました。主な異常所見としては、小児の上気道分泌物が誤嚥され右肺尖部無気肺の所見が6名／6症例でみられましたが、全身麻酔中の換気状態に影響はなく、抜管時に十分な喀出、吸引を行いました。また、小児では肺門部陰影増強が5名／5症例でみられました。小児全身麻酔の術中SpO_2低下の発現率は成人に比較して高率ですが、必ずしも胸部X線画像所見と関連はしていません。所見があっても換気に問題がないこともあり、所見がなくても分泌物が多く、SpO_2の低下や$EtCO_2$の上昇傾向が継続することがありました。

2）血液検査の所見

血液検査は525名／608症例で、全身麻酔中に実施しました。

表4　血液検査での医科紹介例

項目	基準値	検査値	基本情報	経緯・転帰
ヘモグロビン（Hb）	女性12-15（g/dL）	5.4	21歳 女性 自閉症	・患者に発達障害があり症状は不明 ・外科処置の全身麻酔では10.0g/dL以上のHbが基準。非観血的歯科処置だが、これほどの高度貧血は術前是正の必要性あり。以後の全身麻酔は、内科治療にて11.8g/dLに是正してから実施
クレアチニンキナーゼ（CK）	男性50-200（IU/L）	3,435	4歳 男児 障害なし	・日常生活に異常なし ・筋弛緩薬からの回復に遅延はなかった ・CKは筋肉の使用などで生理的にも変動するが、これほどの高値は神経筋疾患の可能性があり、術後に小児科を紹介。精査の結果ベッカー型筋ジストロフィーの診断のため、以後の全身麻酔は高次医療機関での実施となった
血清K	3.6-4.9（mEq/L）	2.3	21歳 女性 歯科恐怖症	・血清K値の異常は心停止などの不整脈の原因となり、心電図異常を誘発する薬剤を使用する全身麻酔では特に血清Kは術前に是正の必要がある ・同患者は夜間の飲食業で、喫煙、飲酒、食生活の偏りなどがあり是正が困難。以後の治療は静脈内鎮静法へ変更した。同患者は血清Na、Clも低値

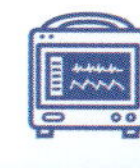

検査内容は血算、生化学検査、肝炎感染です。術前に血液検査結果がわかっていれば日程を変更してでも術前に医科紹介を行ったであろう患者は3名／3症例でした（表4）。3症例とも全身麻酔自体は無事に経過しており、検査結果が出てから初めて問題を認識しています。

COLUMN

術前検査の有無について

胸部X線撮影は呼吸器疾患のある場合を除いて、周術期のリスク判定としての意義は少ないと考えられます[2)]。血液検査に関しては、結果が術前に確認できれば最善ですが、患者が採血に協力的ではないこと、全身状態がASA-PS Ⅰまたは Ⅱであること、歯科麻酔医は歯科医院に常駐しないことが多いこと、処置内容が歯科治療であること、などを鑑みて筆者の勤務先では術中採血としています。各施設で施設長、治療医、歯科麻酔医が納得できる方策を決定します。

E 全身麻酔の実際

1. 術前管理

病棟のない歯科医療施設での日帰り全身麻酔の提案から実施までの流れの一例を示します（図9）。

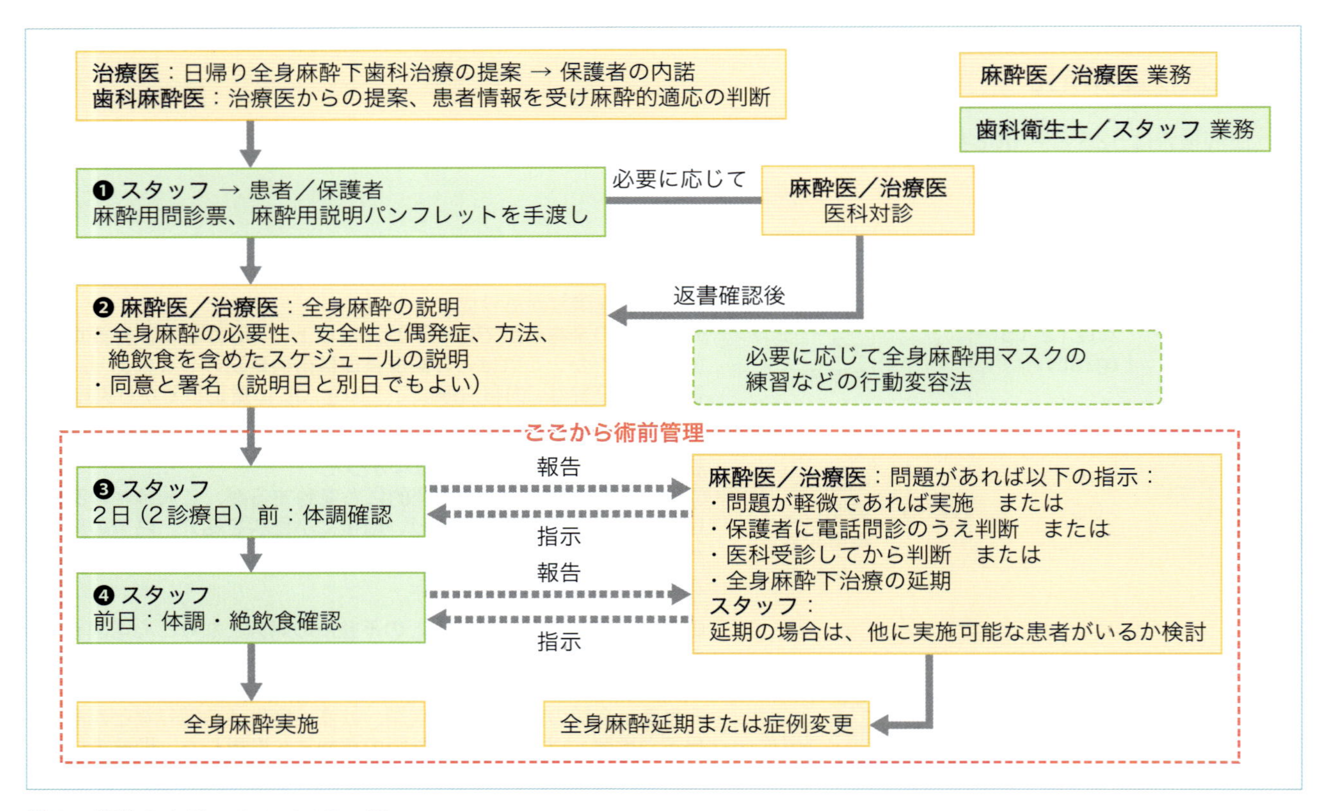

図9　術前のクリニカルパスの一例
小児の喘息患者などでは小児科医との連携のもとに行います。術前の体調確認は多くの施設で前日のみですが、2日前から連絡をとることで、より多くの情報が得られさまざまな対応が可能になります

1）体調不良がないかの確認

発熱、感染症、上気道炎症症状、嘔吐・下痢などの体調不良がないか確認します。持病について医科対診した場合は、その返書内容を確認してから全身麻酔に関する説明を行っています。

2）術前絶飲食の厳守

術前の絶飲食については図10に示すルール内で実施します。小児・障害者では家庭で絶え間ない見守りが必要です。全身麻酔調査対象となった1,064症例のうち4症例が術前絶飲食に失敗があり、中止または開始時間の変更で対応しました。

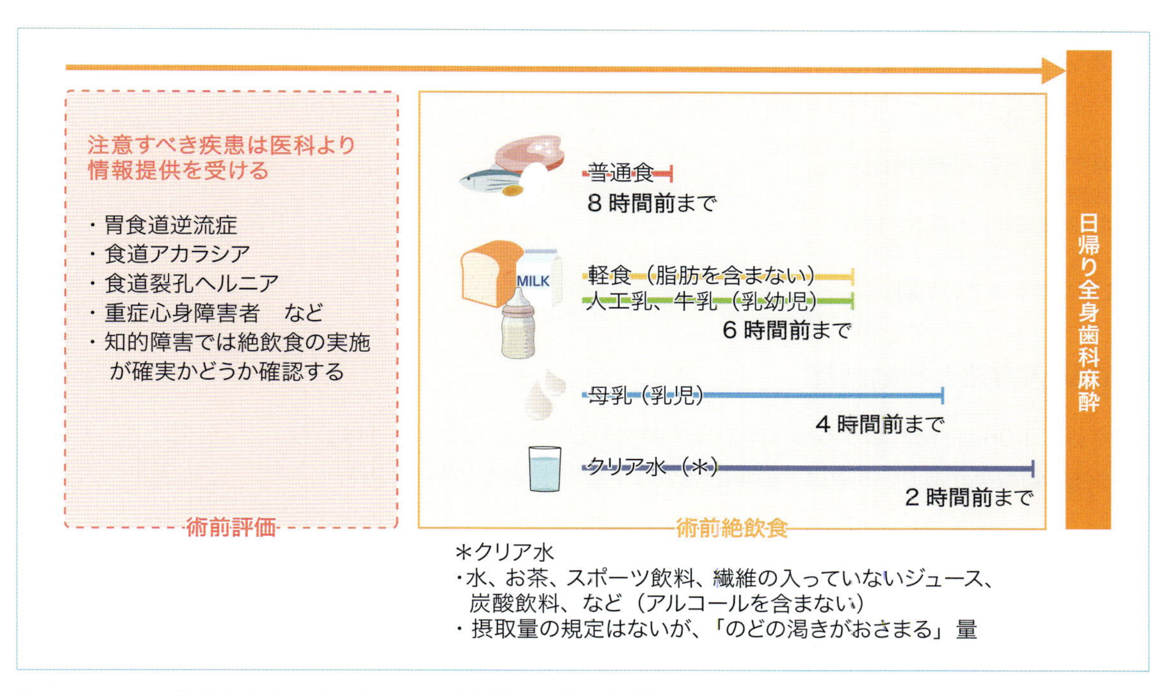

図10　ASAの術前絶飲食のガイドライン（文献3を基に作成）

2. 全身麻酔導入方法

全身麻酔薬により患者を入眠させ全身麻酔の状態にまで移行する（全身麻酔導入：以下「導入」）方法として、吸入麻酔、静脈内麻酔の二通りがあります。

医科を含めた全身麻酔全体としては静脈内麻酔で導入する方法が一般的ですが、歯科の日帰り全身麻酔では低年齢の小児や知的能力障害者が多くを占め、導入前に静脈路を確保しておくことが困難なため、導入は基本的に吸入麻酔です。吸入麻酔による導入では、「万一、マスク換気による吸入ができなければ麻酔薬を中止して覚醒させることが可能」という安全面も選択理由です。

筆者勤務先症例で調査した550名／1,064症例では543名／1,050症例（98.7%）が吸入麻酔による導入でした。

3. 吸入麻酔導入の臨床

図11の麻酔開始手順で行います。

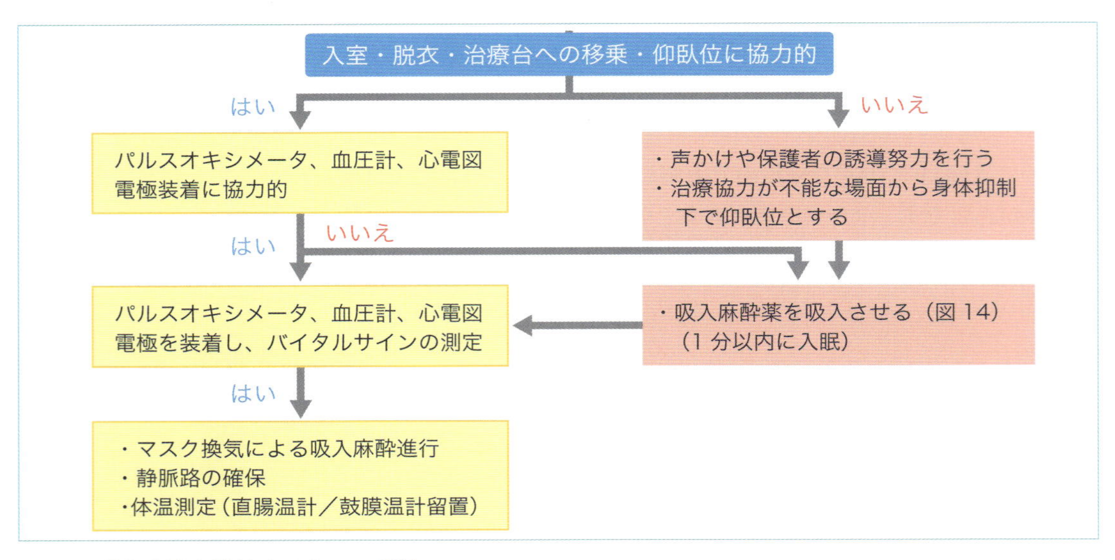

図11　吸入麻酔を開始するまでの手順

1）全身麻酔の導入方法と行動調整

調査した550名／1,064症例における導入時の身体抑制の要否を図12に示します。吸入麻酔薬には強い刺激臭があり、5歳以下の年齢層では半数以上で吸入時の拒否行動がありました。

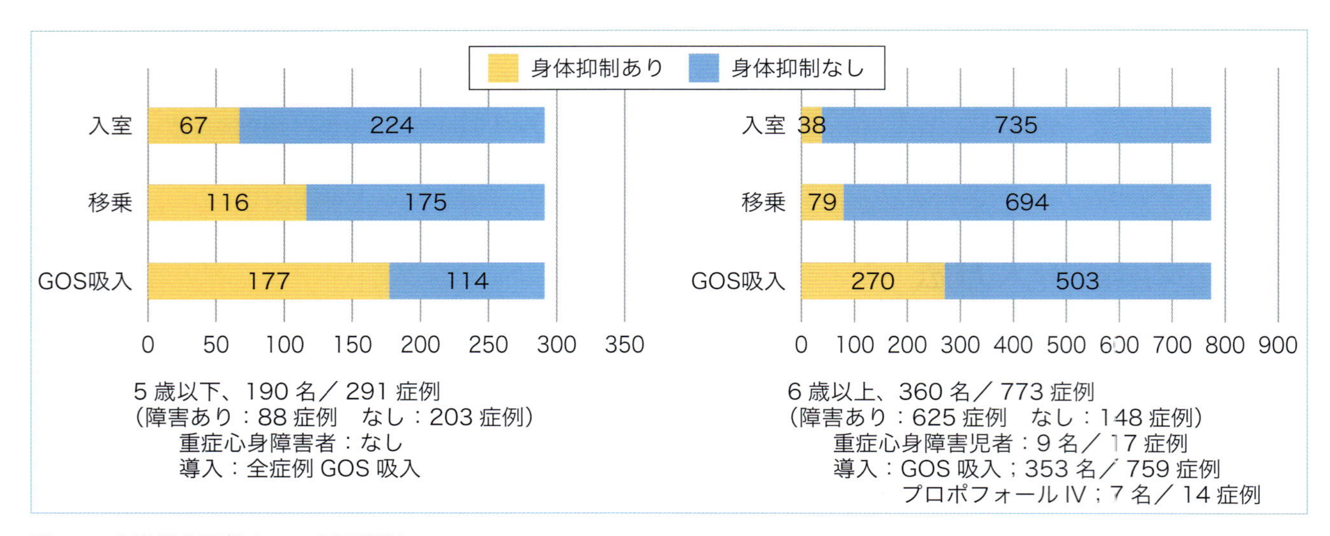

図12　麻酔導入開始までの拒否行動
導入法　GOS：亜酸化窒素・酸素・セボフルラン吸入、プロポフォールⅣ：有意識下で静脈路確保を行いプロポフォール投与にて入眠後GOS吸入。精神疾患患者などで、GOS吸入よりも麻酔薬の静脈内投与による入眠を強く望んだ患者では導入にプロポフォールⅣを選択しました。しかし、精神疾患患者では、稀に静脈路確保の際、拒否行動やパニック発作を起こすことがあります。本人が望んでも有意識下での静脈路確保の選択は慎重に行います

吸入から入眠までは1分以内です。鎮静が深くなっていくとともに、全身が脱力し、舌根沈下が起こり、呼吸力も弱くなっていきます。歯科麻酔医が頸部後屈や下顎の挙

上を行い、さらに、経鼻エアウェイや経口エアウェイを用いて上気道を確保し、全身麻酔をかけていくことができます（図13）。

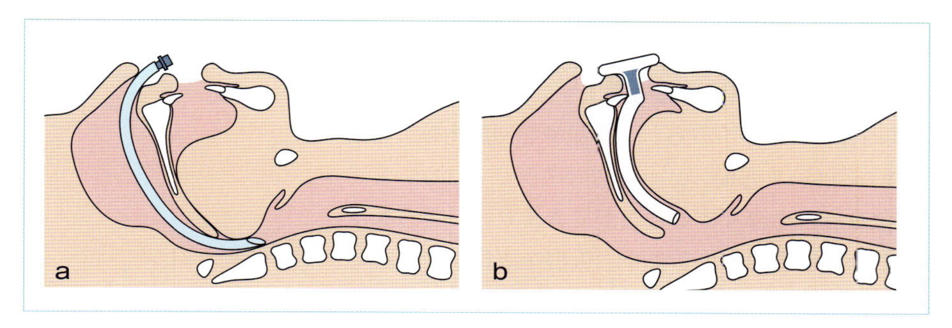

図 13　経鼻エアウェイと経口エアウェイ
a：経鼻エアウェイ。挿入時に鼻出血、通過困難の可能性がありますが、開口制限があっても挿入できます。エアウェイとして設置できると、舌根と咽頭間に位置するため、舌根沈下が広域でも気道の開通が可能です。経鼻気管挿管に際しては気管チューブの鼻咽腔通過の参考になります
b：経口エアウェイ。挿入は容易ですが、開口制限があると挿入できないことがあります。エアウェイとして設置できると、舌を引き上げることで気道を開通させますが、舌根沈下が広域の場合は気道閉塞を解消しきれないこともあります

2）吸入麻酔前の身体抑制

麻酔の開始前から拒否行動がある場合は、安全・確実に入眠させる目的で身体抑制を行って吸入麻酔薬を吸入させます（図14）。身体抑制は、患者の体格、年齢、拒否具合によって3人で抑制したりと、バリエーションがかなりあります。患者が小児の場合などは女性スタッフ２人で可能で、患者が成人男性の場合は男性スタッフも参加します。動かない場合は抑える必要はありませんが、吸入させる前から軽く手を置くか構えの態勢をとり、急な動きに対応します。

a．歯科麻酔医の左側から介助

前腕を患者の肩に置き寝返りを防止する。両手は、左右の頭の振りに対して固定できる位置に置きます。

b．歯科麻酔医の右側から介助

患者の両手を抑制しながら、上半身を患者の膝の上に位置します。患者が膝を上げてきたときに、上半身で患者の膝と下肢を制御できます。介助者は患者と手をつなぐか、拒否具合によっては手首を握って患者の手がマスクに伸びるのを防止します。

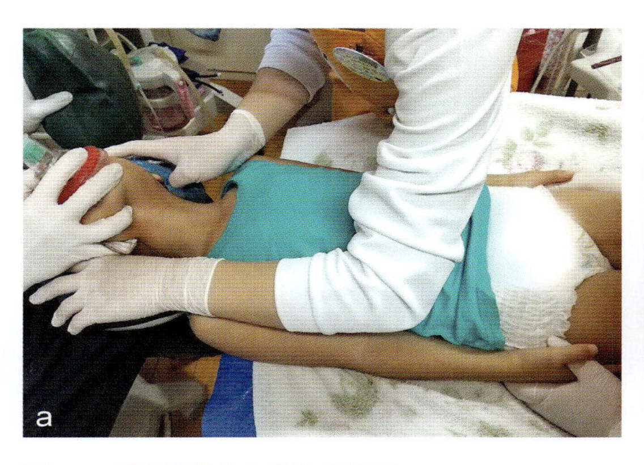

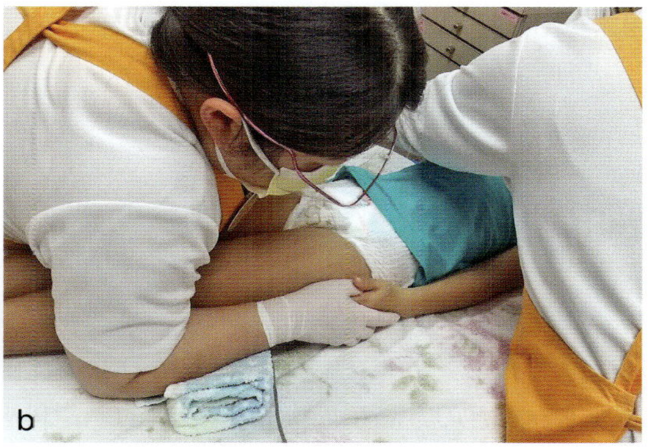

図 14　吸入麻酔前の身体抑制例
5歳女児（患者がすでに就眠している状態で撮影）a：歯科麻酔医の左側から介助　b：歯科麻酔医の右側から介助

3）導入時における気道確保のリスク要因

大きな持病のない小児や障害者は日帰り全身麻酔の適応ですが、上気道確保困難はリスク要因の一つです。就眠後早期の上気道閉塞または経鼻エアウェイの通常使用で安定した人工換気が行えない場合はマスク換気困難と考えます。筆者の調査では、マスク換気困難は6歳以上の知的能力障害者に多くみられ、小顎や顎関節拘縮による下顎の可動域制限が主な要因でした（図15）。万が一、上気道の確保ができないときは吸入麻酔薬を吸入できないため全身麻酔も深くすることができません。どうしても無理なときは吸入麻酔薬の投与も全身麻酔も中止します。舌根を直接引き上げるなどして気道を開通させ、覚醒させることも可能です。

静脈麻酔による導入では、一度静脈内に投与された麻酔薬は速やかに全身麻酔状態をもたらし、呼吸停止などの状態も生じます。マスク換気が不能の場合でも覚醒はできず、緊急に気管挿管するなどの処置ができないと危険な状態に陥ります。

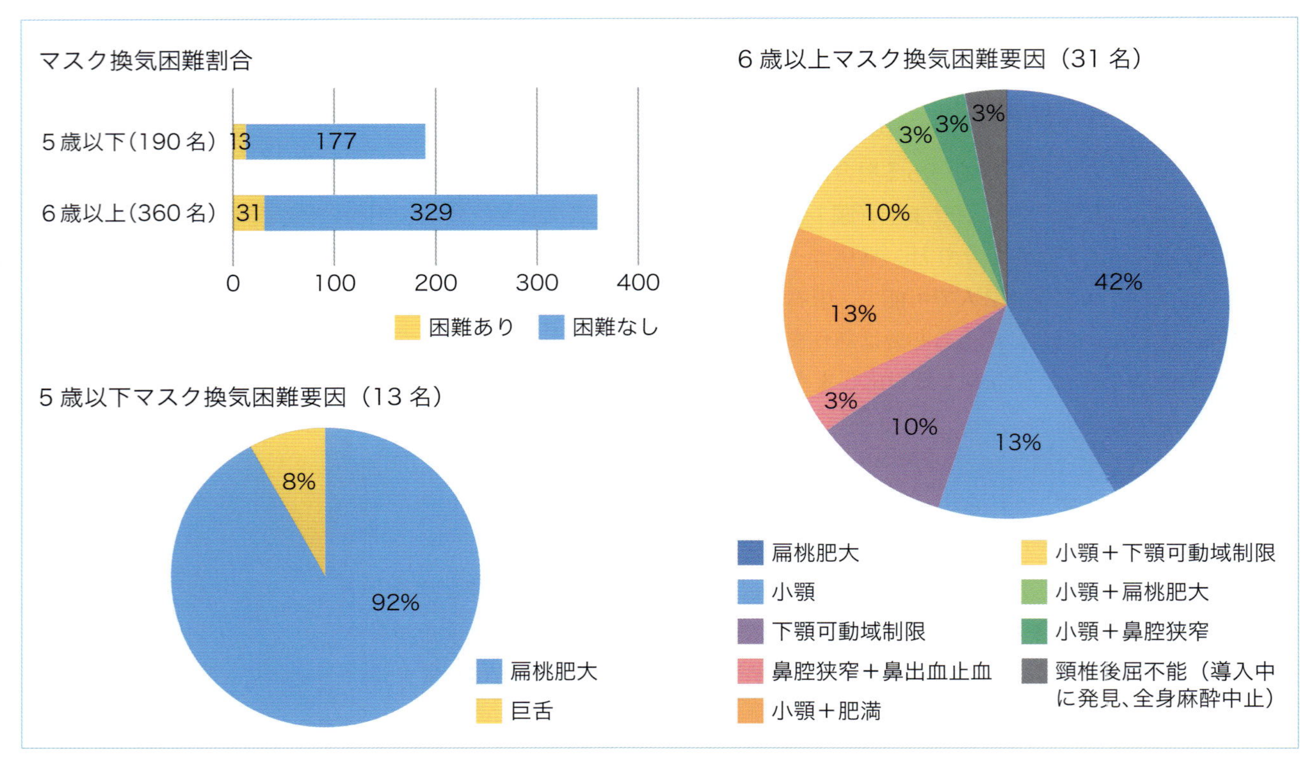

図15　マスク換気困難（就眠後早期の上気道狭窄／閉塞）要因
n＝550

4．経鼻気管挿管

マスク換気で十分に全身麻酔がかかれば静脈路を確保して筋弛緩薬を投与し、経鼻気管挿管を行います。全身麻酔を維持していく気道確保の手段としては経鼻／経口気管挿管、ラリンジアルマスクなどの方法があります（図16）。歯科治療では口腔内に気管チューブが存在しない経鼻気管挿管が第一選択です。筆者の症例集計でも、麻酔中の気道確保は経鼻気管挿管が1,031症例／1,064症例と96.9％を占めました。しかし、エアウェイも含めてチューブ類の鼻咽腔通過は鼻出血によるマスク換気困難、術後の鼻出血などの合併症がみられるため、十分な説明と同意、慎重な操作が必要です。

経鼻気管挿管は、喉頭鏡を使用して声門を確認しながら気管チューブを気管内に挿管します（図17 a）。近年、通常の喉頭鏡に加えて、ビデオ喉頭鏡（図17 b、c）が普及したことで、これまで声門視認が困難であった患者でも容易に声門視認できるようになり、気管挿管不能症例はほとんどなくなりました。集計でも、気管挿管を予定した1,064症例（経口挿管15症例）すべてで気管挿管が実施できています。

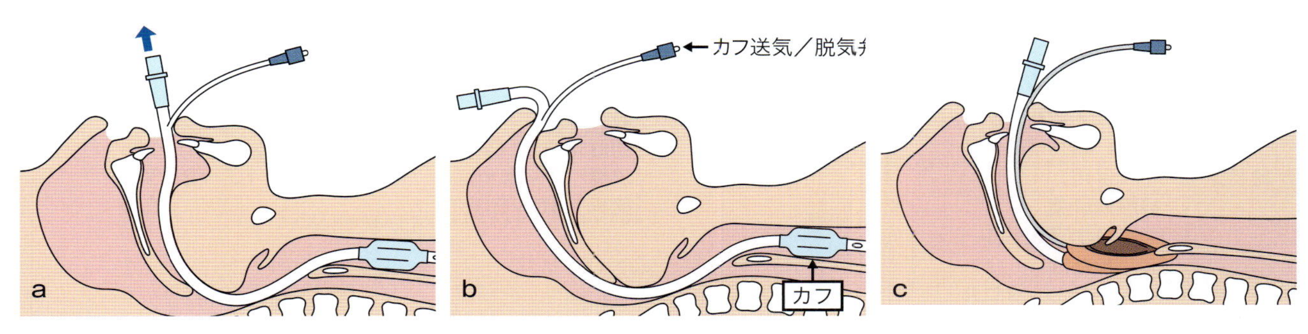

図16　全身麻酔維持のための気道の確保（文献4を参考に作成）
a：経口気管挿管。口腔から挿管します。挿管には筋弛緩薬が必要です。気管内のカフによるシールドにより、気管内ーチューブ内ー麻酔器呼吸回路が閉鎖回路となります。口腔内に気管チューブが位置します
b：経鼻気管挿管。鼻腔から挿管します。挿管には筋弛緩薬が必要です。
気管内のカフによるシールドにより気管内ーチューブ内ー麻酔器呼吸回路が閉鎖回路となります。口腔内に気管チューブはありません。
c：ラリンジアルマスク。口腔から声門上へ挿入します。挿入に筋弛緩薬は不要です。マスク周囲の膨らみで声門周囲をシールドしますが閉鎖性は不完全です。口腔内にチューブが位置します。

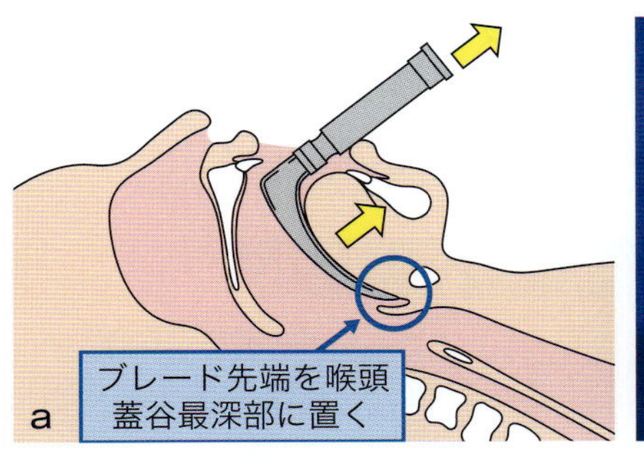

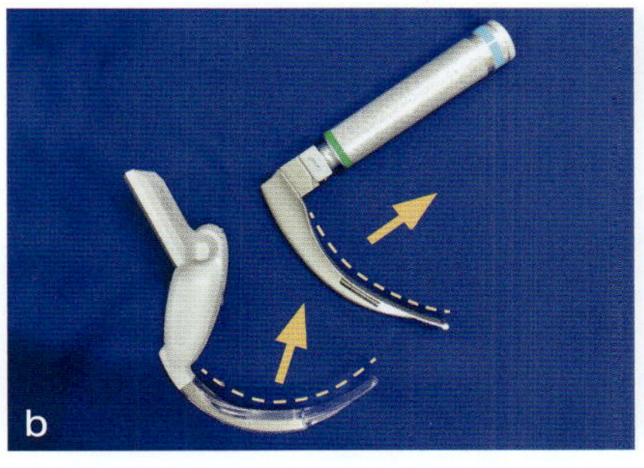

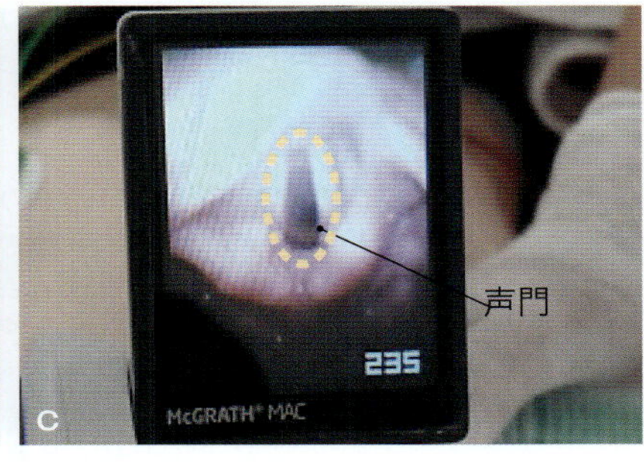

図17　気管挿管のための喉頭展開（文献5を参考に作成）
気管挿管は声門を見ながら確実に行われます。
a：直視する喉頭展開。喉頭蓋谷最深部に位置するところで、ブレード先端を上前方へ引き上げ喉頭蓋を翻転して、声門を直視します
b：ビデオ喉頭鏡で見る喉頭展開。直視同様にブレード先端を喉頭蓋谷最深部へ進めます。McGrath（図左）のブレード彎曲は大きいため、真上に近い方向へ引き上げられ、容易に声門をとらえることができます
c：モニタで見える声門。喉頭蓋がやや左上方に翻転されて映っています。直視でも同等に声門が直視できます

5. 全身麻酔の維持

気管挿管後は全身麻酔の維持に移行します。日帰り全身麻酔の維持に使用される麻酔薬（鎮痛薬を含む）は4種類ですが、それぞれに麻酔薬としての特性があり、麻酔の安定感や疼痛閾値、代謝の速さ、術後の嘔吐抑止など、良いところを補完しながら複数の麻酔薬を組み合わせて使用します（表5）。

表5　歯科日帰り全身麻酔の導入と維持の組み合わせ

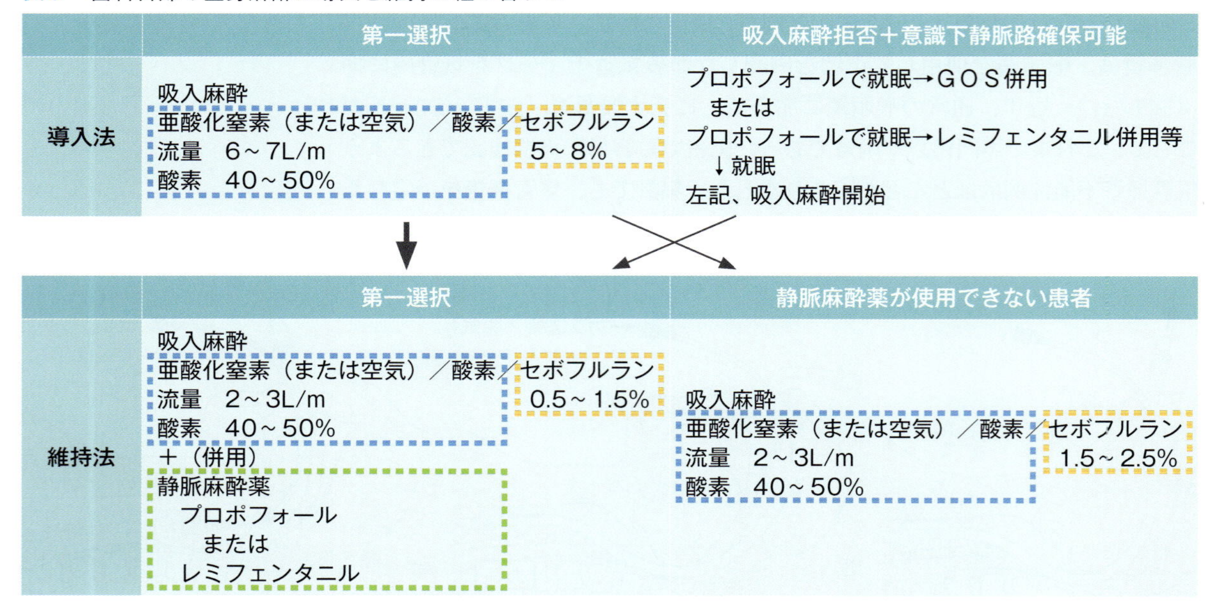

	第一選択	吸入麻酔拒否＋意識下静脈路確保可能
導入法	吸入麻酔 亜酸化窒素（または空気）／酸素／セボフルラン 5～8% 流量　6～7L/m 酸素　40～50%	プロポフォールで就眠→GOS併用 または プロポフォールで就眠→レミフェンタニル併用等 ↓就眠 左記、吸入麻酔開始

	第一選択	静脈麻酔薬が使用できない患者
維持法	吸入麻酔 亜酸化窒素（または空気）／酸素／セボフルラン 0.5～1.5% 流量　2～3L/m 酸素　40～50% ＋（併用） 静脈麻酔薬 プロポフォール または レミフェンタニル	吸入麻酔 亜酸化窒素（または空気）／酸素／セボフルラン 1.5～2.5% 流量　2～3L/m 酸素　40～50%

6. 回復室および帰宅許可

全身麻酔が終わり、気管チューブを抜管したら回復室用ベッドに移床し、保護者が付き添います。患者状態によって過ごし方は変わりますが、小児や知的能力障害者では安静にできないことも多く、概ねの時間経過と帰宅へ向けての準備を表6に示します。

表6　移床後の時間経過と帰宅へ向けての準備

10～15分	15～30分	30～60分
【患者状態】 傾眠 →	・声かけで覚醒を促す	
【患者状態】 落ち着いて覚醒・開眼 ・横臥で安静に過ごす	・座位や着衣を促す ・本人の希望があれば飲水許可 ・顔色不良、眩暈、嘔気・嘔吐がある場合は横臥 ・帰宅後の諸注意を説明する ・車いす患者は車いすへ移乗してもらい、姿勢や気道、飲水時の嚥下機能を評価する	・3歳以上で歩行可能な患者は、保護者が手をつなぐか、身体を支えながら待合室まで歩行させる ・車いす患者は、車いすで待合室に移動し、様子に変わりがないか確認する ・脳性麻痺患者、重度心身障害者などでは回復室で、嚥下や姿勢保持が普段どおりできるかを確認 ・パニックなどで自家用車待機となった患者では自家用車内で状態を確認する
【患者状態】 興奮、大声、大泣き ベッド上の多動行動、パニックがある ・小児では保護者が抱いて落ち着くのを待つ ・年長児・成人は怪我がないように見守る ※可能な限り回復室で過ごすが、行動を抑制できない場合は待合室へ移動または自家用車で待機		

麻酔終了から帰宅許可までの時間は、調査した1,063症例（導入時に中止となった1例は対象外）では、40分を中心として60分以内の症例が998症例（93.9%）と9割以上でした（図18）。回復室で過ごす時間はもう少し長いほうが安心ですが、覚醒後、安静にできない患者や、早い退室・帰宅を強く要求する患者が多く、筆者は下記の条件を満たせば許可しています。

①意識状態が完全覚醒である（眠気がある場合もある）
②立ち上がって歩ける
③頭位性の顔色不良、嘔気・嘔吐がない
④口腔外科処置では止血が確認されている

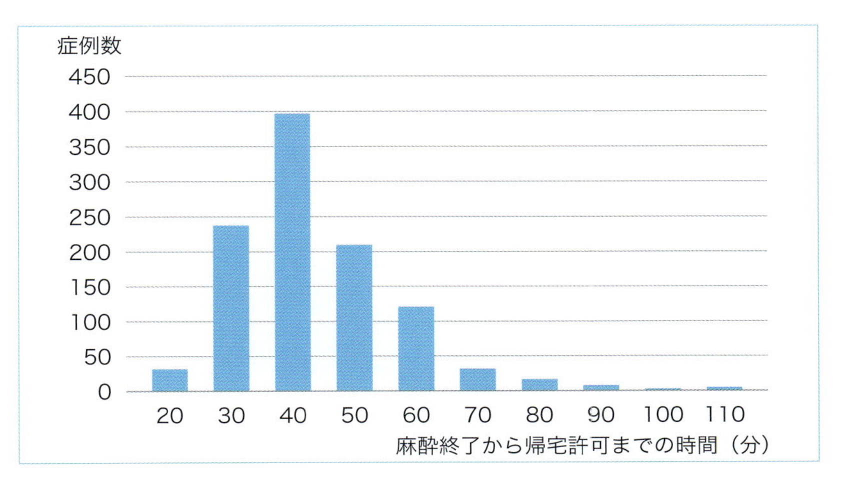

図18　回復時間（549名／1063症例、導入時の中止症例を除く）

F 術中・術後の合併症

1. 偶発症の可能性

歯科における全身麻酔の重篤な偶発症として、アナフィラキシー、重篤な不整脈、悪性高熱症、などが挙げられます。悪性高熱症を除いて、これらは歯科外来治療でも起こりうる偶発症です。小児や障害者の歯科治療では、アナフィラキシー、小顎の障害児の上気道閉塞、コットンロール落下による窒息などで通法下でも死亡事故が報告[6]されています。全身麻酔を使用しないことが安全なわけではありません。

筆者が歯科の日帰り全身麻酔に携わるようになって数十年、おそらく5,000症例以上のうち救急搬送を行ったのは1例のみでした。ラバーダムのラテックスによるアナフィラキシー（事後の検査でアレルゲンが特定）が起こり治療も麻酔も中止し、院内でアドレナリン投与の後、バイタルサインやアレルギー症状は回復しました。24時間以内は二相性に症状が発現する可能性があるため観察入院が必要で、患者は重症心身障害者だったため救急車で高次医療機関に搬送しました。全身麻酔に伴うモニタリングを行っていたため、全身評価、診断、治療が早期に行えました。

2. 全身麻酔中の合併症

歯科の日帰り全身麻酔では適応患者群において全身状態のリスクが低く、調査対象550名／1,064症例では重篤な合併症は起こっていません。術中合併症は、術前からのかぜ症状による術中の換気不良が小児特有の問題として挙げられ[6)]、筆者調査の症例でも10症例程度で起こっていました。

小児の全身麻酔延期となる体調不良の内容では、かぜ症状が最も多い理由です[7)]。直前の体調不良、特に小児のかぜは症状と程度が多様で、直前の延期は患者側の精神的負担や時間の都合、歯科医院側の経営面にもかかわるため迷うことの多い問題の一つです。麻酔領域では「かぜスコア」[8)]（表7）が、全身麻酔を予定する小児の上気道炎症の評価として用いられています。筆者は、小児科と連携しながら可能な限り全身麻酔を実施していますが、咳嗽、呼吸音異常、発熱、嘔吐・下痢など全身症状を呈する状態（③〜⑥）では単独理由で延期としています。

表7　かぜスコアに基づく術前の体調評価（文献8を基に作成）

項目	かぜスコア
① 鼻閉・鼻汁・くしゃみ ② 咽頭発赤・扁桃腫脹 ③ 咳嗽・喀痰・嗄声 ④ 呼吸音異常 ⑤ 発熱（乳児38.0℃、幼児37.5℃以上） ⑥ 食欲不振・嘔吐・下痢 ⑦ 胸部X線写真異常 ⑧ 白血球増多（乳児12,000/mm³、幼児10,000/mm³ 以上） ⑨ かぜの既往（入院2週間以内） ⑩ 年齢因子（生後6か月未満） （各1点）	0-2点：健常群 3-4点：境界群 5点以上：危険群

※青字項目の場合は延期

3. 回復室での合併症

歯科の全身麻酔術後合併症としては、血圧の異常や気道狭窄などによる換気不良、覚醒遅延、興奮・譫妄、悪心・嘔吐などが挙げられます[9)]。筆者調査の症例では、本人が納得できない身体的不快感や口腔内違和感で、術後に不適応行動となることも多く対応が必要となります（表8）。なかなか起き上がれない覚醒遅延は精神疾患患者に多く、咳嗽や睡眠時の一時的な低酸素症は小児に多くみられました。

4. 帰宅後の合併症

筆者は、すべての症例で、19〜20時（午前症例）、21〜22時（午後症例）に術後の電話連絡を行い、活動状態がいつもどおりに戻ったか、食事が開始できたか、嘔吐はなかったか、検温結果、そのほかの困りごとはないか、について確認しています。全身麻酔当日夜に術後の倦怠感や嘔吐の問題が残っているのは1,063症例のうち2〜3%でした（表9）。

表8　回復室での合併症

合併症	症例数（症例）／患者数（人）	患者内訳、備考
行動の問題		
20分以上の啼泣	61/57	3～9歳の小児。6歳以上では自閉スペクトラム症が多い
暴言・他害・大声・多動・パニック	54/46	・学童期以降、自閉症などの発達障害者で多い ・一連の行動は重なりが多く、保護者とのコミュニケーション、ベッド上安静、待合室待機など術後の適切な行動を困難にしている
待合室待機不能	8/6	
自律神経などの回復遅延		
頭位性の顔色不良／嘔気／眩暈感	12/9	・学童期から10代の年齢に多く、5歳以下は2症例／2名 ・多動で回復室や待合室で待てないことも多く、嘔吐は必ずしも帰宅遅延とはなっていない ・1名は17歳女性、ストレス障害で頻回嘔吐、覚醒遅延も合併
術後嘔吐	26/21	
覚醒遅延（1時間以上起き上がれない）	11/8	成人の精神疾患患者に多くみられた
呼吸関連		
傾眠時 SpO_2　92～95％	3/3	3、5、7歳小児。軽度の低酸素症は麻酔直後の傾眠時のみで、覚醒により改善した
咳嗽	7/6	術前に感冒既往のある小児に多くみられた
舌根沈下	1/1	6歳女児、多発奇形症候群
その他	5/5	SpO_2低下（酸素投与）1名（＊）／嗄声2名／鼻出血1名／腹部不快感1名　＊帰宅後の経過は良好
合計	188/162	

549名／1063症例の調査（中止症例1例を除く）。患者の重複あり

表9　帰宅後の合併症（帰宅後3時間以上経過時の電話連絡時）

確認項目	症例数（症例）／患者数（人）	患者内訳、備考
倦怠感の持続（起き上がらない、早期就寝）	28/22	いつもの元気なく横になっている、早期就寝してしまった、など
食事開始ができない	19/14	早期就寝、食事後の嘔吐などで食事をしていない、など
嘔吐（帰宅途中の嘔吐も含む）	34/27	ほとんどが1、2回の嘔吐で食事開始も可能であった 1例（8歳自閉症男児）のみ翌々日まで嘔気・嘔吐が継続した
発熱（37.5度以上）	1	37.7℃の発熱→翌朝36.6℃
その他 埋伏智歯抜歯後の摂食障害	1	21歳男性、自閉症で日頃、食事を口の中に一気に詰め込んで食べる。手術当日の夕食で、詰め込んでしまい嚥下できず一時顔色が変わった。電話連絡時は問題なかったが、医療者からの注意も不足していた
翌日までの要確認症例	48/40	当日の電話連絡で、倦怠感の持続、食事開始できない、微量の鼻出血、など全身麻酔に関連する心配事が解消していない場合は、翌日も引き続き連絡している。すべての症例で経時的に問題は解消した
全身麻酔と関連しない問題	1	全身麻酔当日の経過では全く問題なかったが、翌朝から38℃台の発熱。すぐに小児科受診を指示し、溶連菌感染症と診断された
合計	132/106	

549名／1063症例の調査（中止症例1例を除く）。患者の重複あり

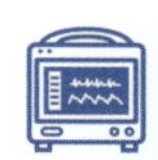

小児では成人に比較して、術前から術中にかけて呼吸器の合併症が多くみられましたが、術中に状況が良くないと判断したら、早めに治療と麻酔を終了すると帰宅後の問題は起こっていません。発達障害や知的能力障害者のごく一部に術後嘔吐が数日遷延する症例がみられました。全身麻酔との因果関係は不明ですが、重度のコミュニケーション障害があることが共通点で、数百例に1例ほどの出現率です。

全身麻酔の実施には高額な設備投資をはじめ施設の負担も大きくなりますが、吸入鎮静法や静脈内鎮静法とは次元の違う麻酔効果と安全性が得られます。治療医は患者の痛みや苦痛、体動、全身管理の問題から解放され、2時間程度、歯科治療に専念できます。患者に全身麻酔下歯科治療の適応があれば、自院で実施できなくともPART2で紹介したように実施可能な施設への紹介を検討します。

特にスペシャルニーズの患者では、長期の継続した口腔管理が必要です。地域の開業歯科医院では歯科麻酔の使用が限定的であっても、これらの施設と連携することで地域の「かかりつけ医」としてスペシャルニーズの患者へ安全、快適で、質の高い歯科医療を提供することが可能となります。

文献

1））日本循環器学会，日本心臓病学会：2022年改訂版非心臓手術における合併心疾患の評価と管理に関するガイドライン，2023-09.〈https://www.j-circ.or.jp/cms/wp-content/uploads/2022/03/JCS2022_hiraoka.pdf〉

2）櫻井　学：第5章全身麻酔 III術前の全身評価と管理．福島和昭監修，歯科麻酔学（第8版），医歯薬出版，2019；208.

3）中山雅康：術前の経口摂取制限：武士は食わねど，なんてもう古い．LiSA；16（1）．2009.

4）岡本浩嗣，村島浩二：確実にできる！ラリンジアルマスク，羊土社、2009；34

5）岡本浩嗣，村島浩二：確実にできる！ラリンジアルマスク，羊土社、2009；28

6）飯田靖彦，又吉康俊，清水清美，宮脇　宏，岡　英男，他：小児"かぜ症候群"と全身麻酔．日臨麻会誌，1994；14（2）：103-108.

7）嶋田雅彦，宮脇卓也，前田　茂，小山英樹：過去11年間の小児全身麻酔症例における手術延期症例の検討 ―術前のかぜ症状を中心として―．児口外誌，1994；4（2）：61-65.

8）水嶋章朗，里吉光子：かぜスコアによる乳幼児かぜ症候群の評価．臨床麻酔，1989；13：28-34.

9）佐久間泰司：全身麻酔後の患者管理．小谷順一郎編集，スタンダード全身管理・歯科麻酔学（第4版），学建書院，2017；158-160.

G 全身麻酔の症例、利用場面

1．日帰り全身麻酔の治療例

1）小児症例（図 20、21）

う蝕治療目的の歯科受診は3歳頃からみられ、障害があってもなくても、低年齢では一定時間開口して歯科治療に協力する行動ができません。4～5歳児でもすでに痛みが生じていたり、歯科医院で痛い経験をした患児は歯科治療に拒否行動を示します。

CASE 4

小児の多数歯う蝕治療（図 20）

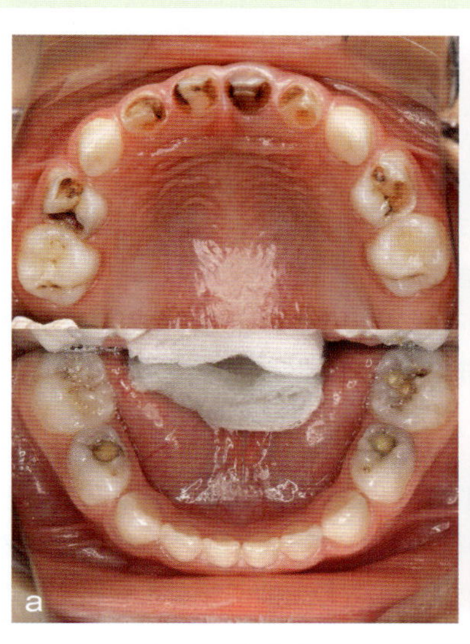

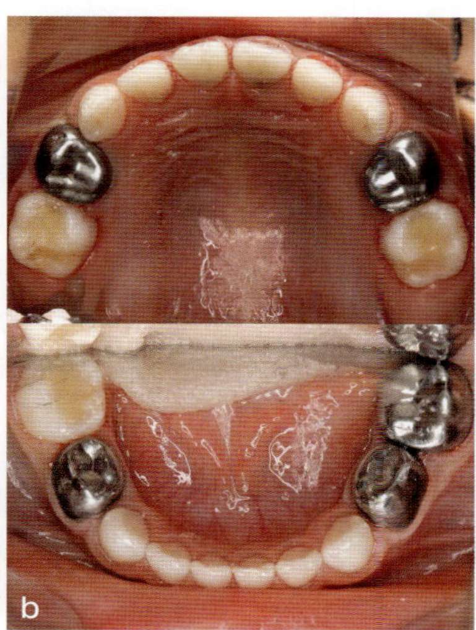

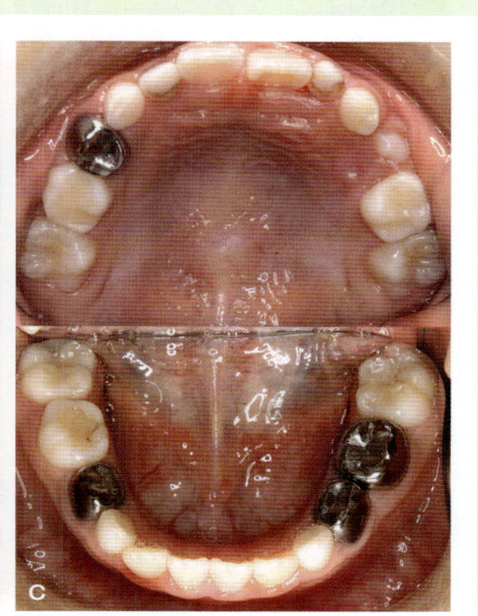

症例解説

3歳女児、障害なし。初回治療前（a）。治療協力不可のため、全身麻酔下での治療を選択。1回目の全身麻酔下歯科治療時に歯髄処置。2回目に歯冠修復を行って、治療終了（b）。

6歳時の口腔内（c）。全身麻酔下の歯科治療後、定期健診にて口腔健康管理の受診が続いています。

全身麻酔による歯科治療受療の変容

障害のない小児ですが、低年齢のため局所麻酔や長時間の開口などに耐えることができませんでした。治療も多数歯であるため全身麻酔下の治療が選択されました。2回の全身麻酔の後は、行動変容法を取り入れた定期的な通院により、成長とともに歯科診療への適応が可能となって口腔ケアを受けています。ラバーダムの装着も協力的で6歳臼歯の萌出時には通法下で予防塡塞を実施できました。

CASE 5

ASD小児のう蝕治療（図21）

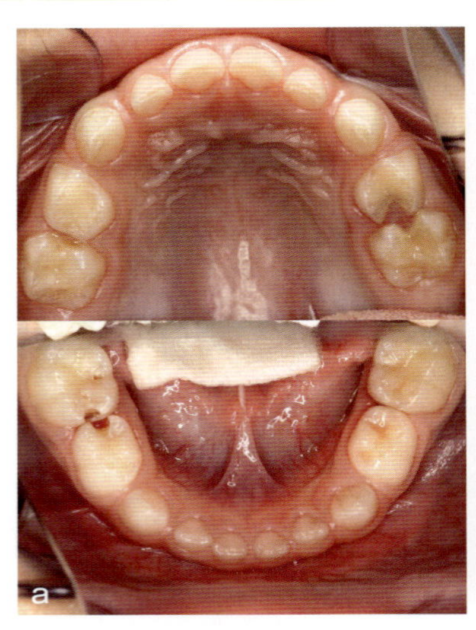

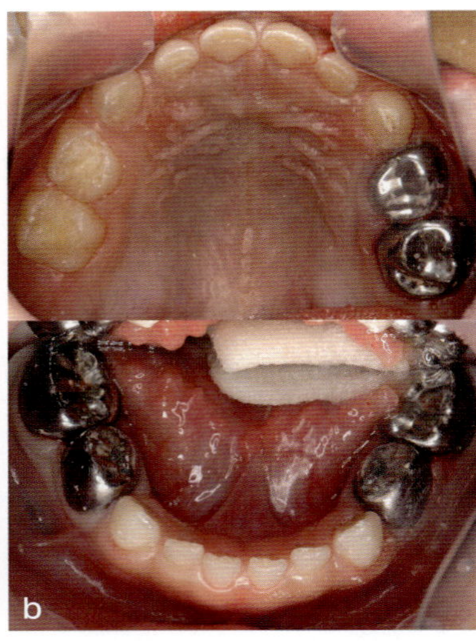

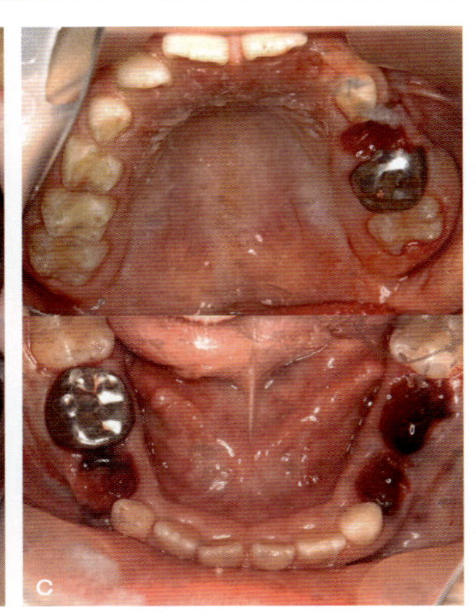

症例解説

6歳男児、ASD（自閉スペクトラム症）。初回治療時（a）。治療協力不可のため、全身麻酔下での治療を選択。1回目の全身麻酔下歯科治療で歯髄処置、2回目で歯冠修復を行い、う蝕治療終了（b）。

8歳時の口腔内。6歳臼歯などの永久歯の予防塡塞、動揺乳歯の抜歯が必要となり再び全身麻酔下での治療（c）。障害児は年長となってからも、簡単な処置でも通法下では困難なままのことが多くあります。

全身麻酔上の配慮・注意点

6歳時の口腔内では歯髄に到達するう蝕歯が複数本あります。本症例では目標治療と発達障害があることを鑑みて早期に全身麻酔下にう蝕治療を行いました。2回の全身麻酔の後は行動変容法を取り入れた定期的な通院が継続しており、口腔ケアは受け入れるようになっています。8歳時に乳歯の交換期を迎え動揺乳歯の抜歯や6歳臼歯の予防塡塞が必要となりましたが、わずかな局所麻酔やラバーダムの装着などは受け容れることができず、これらの処置は再び全身麻酔下での処置となりました。発達障害がある場合は、行動変容法による行動レベルの到達点にも限界があります。

2）成人の歯科恐怖症例（図22）

治療への理解があっても、恐怖症やパニック障害などの精神疾患、嘔吐反射などにより、簡単な処置でも受け入れられない患者には全身麻酔下での歯科治療が有用です。治療ができたことで、少しずつ歯科治療が受け入れられるようになることもあります。

3）成人の知的障害者（図23）

知的能力障害者では、拒否行動があり歯科治療が全くできないことがあります。このような場合には、深鎮静を使用したり、治療部位が多い場合は全身麻酔を組み合わせることも多いようです。しかし、本症例のように顕著な小顎や顎関節硬直などがある場合には、静脈内鎮静法を使用すると上気道狭窄／閉塞が起こる可能性が高く、気管挿管を実施する全身麻酔下の治療が適応です。

CASE 6

歯科治療恐怖症成人の歯周処置（図22）

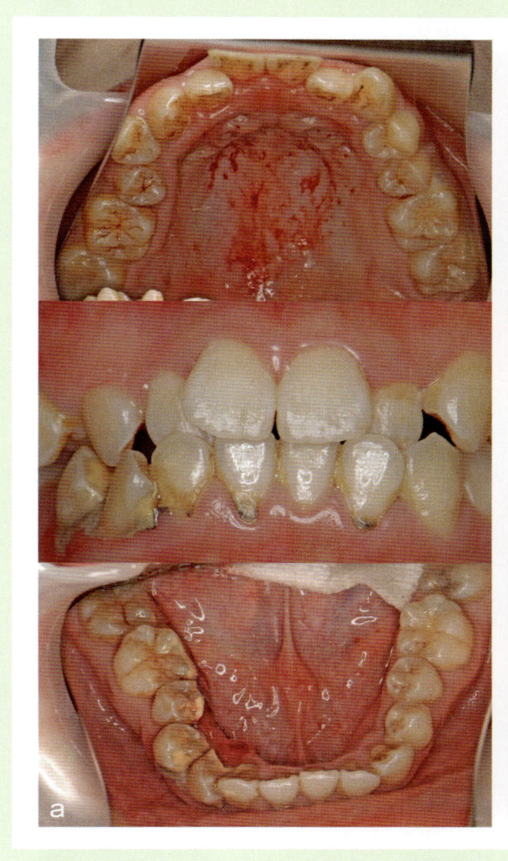

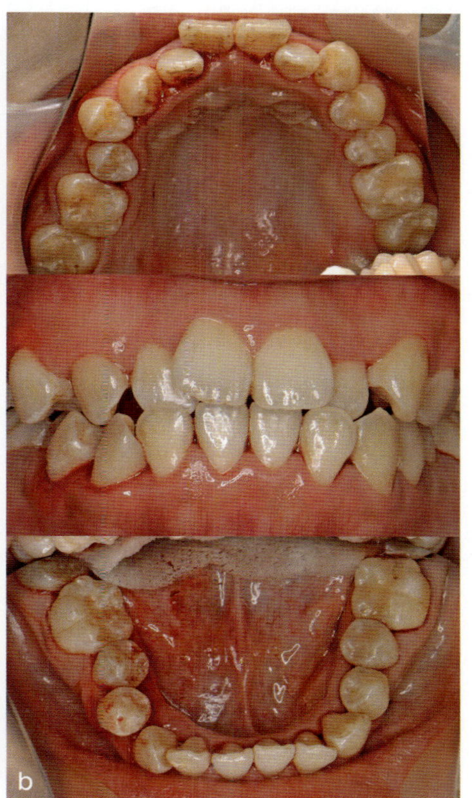

症例解説

28歳女性、歯科恐怖症、社会不安症。初回治療時（a）。あらゆる刺激に対して不安や恐怖心が強く、歯科治療が受けられず全身麻酔下での治療を選択。抗不安薬も服用。初診時は歯石の沈着が著しく、歯肉炎も起こしていました。

治療終了時（b）。全身麻酔下で3回の歯周検査や除石などの歯周病処置を行った後の口腔内。右下顎小臼歯舌側の歯肉炎も消退しました。

全身麻酔による歯科治療受療の変容

全身麻酔下での歯科治療での成功体験をもとに、その後は、口腔内刺激の少ない処置から慣れていってもらい、現在では超音波スケーラーによる除石も可能となっています。

CASE 7

知的能力障害者の多数歯う蝕治療（図 23）

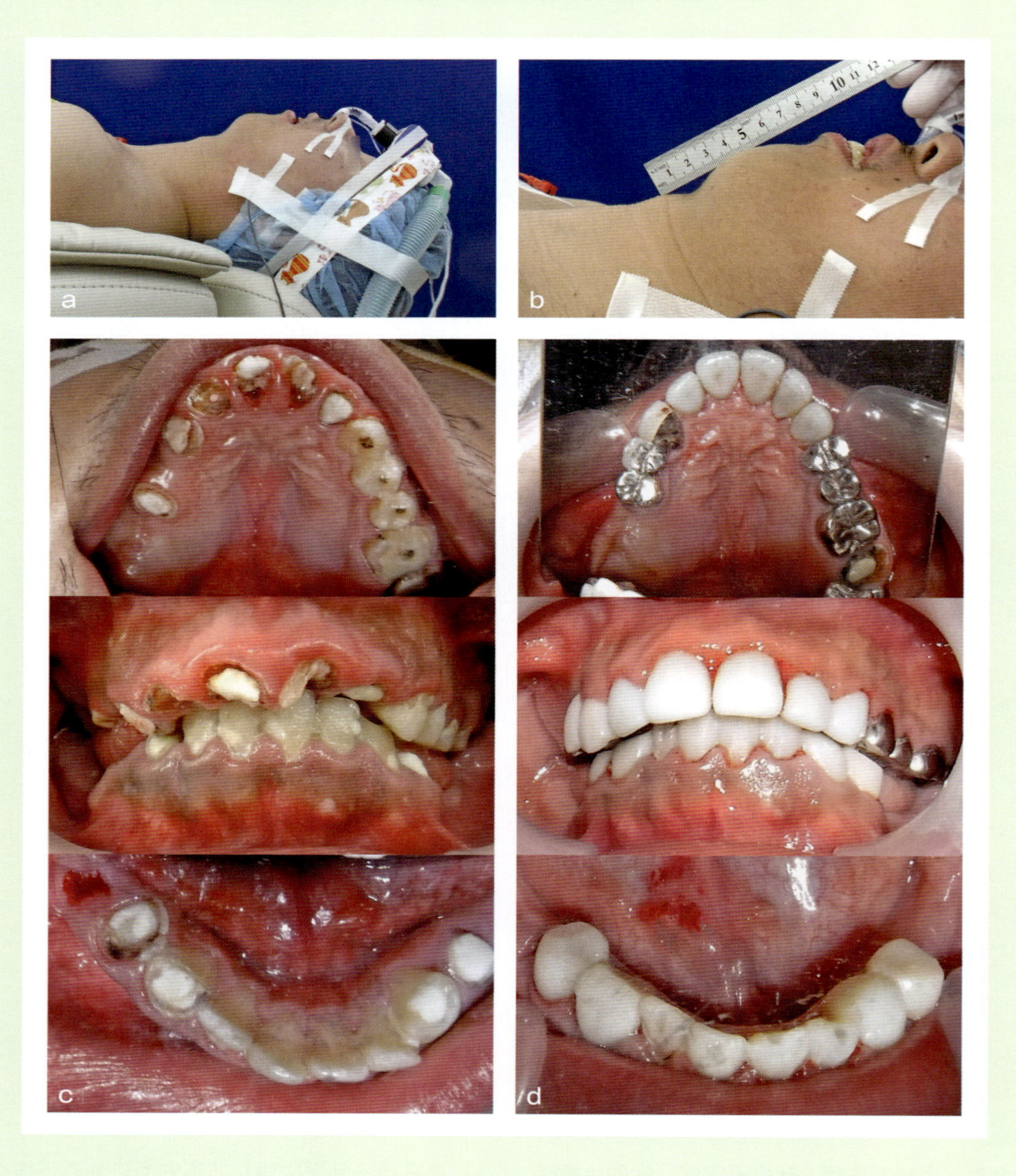

症例解説

26歳男性、知的能力障害者。多数歯う蝕ですが、拒否行動があり通法下では治療ができません。全身麻酔下で複数回に分け少しずつ治療を進めています。オトガイー甲状切痕間隔は約4cm で小顎が顕著（b）。治療初期。全顎的に咬合崩壊（c）。治療終了間近。6番以降の欠損が目立つが可及的に咬合を回復（d）。

全身麻酔上の配慮・注意点

本症例は著しい小顎のため深鎮静は適応外で、全身麻酔では気管挿管までの気道の確保が危ぶまれました。

気道の確保に左右2本の経鼻エアウェイを使用し、二人の歯科麻酔科医（一人が両手で下顎挙上とマスク保持、もう一人が換気調整）が担当しました。全身麻酔の気道安全性については、顎顔面の骨格や顎関節の可動性、体格など複数の要因が影響します。気管挿管の際は、声門直視のためビデオ喉頭鏡を使用しています。

（志岐晶子）

2. 開業歯科医院での治療方針と症例

当院（おがた小児歯科医院）では、意識下鎮静や深鎮静で期待すべき状態を得られない場合、小児や気道管理が困難な場合、要治療歯が多い場合や、誤飲・誤嚥の危険性が高くなる場合は、日帰り全身麻酔を適応しています。

1）日帰り全身麻酔の適応

a．適応の判断

適応については、下表に基づいて判断しています（表9）。

表9　日帰り全身麻酔の適応判断（おがた小児歯科医院）

適応症例	患者状態・要件	処置内容	禁忌
① 歯科治療に非協力的な患者（重度の知的能力障害、自閉スペクトラム症、低年齢児など） ② 不随意運動の著しい患者（脳性麻痺など） ③ 局所麻酔薬にアレルギー反応を示す患者 ④ 精神鎮静法でも管理できない歯科治療恐怖症や異常絞扼反射 ⑤ 多数歯に及ぶ治療	① 全身状態良好（ASA-PS分類Ⅰ～Ⅱ）で、周術期の特別な管理を必要としない ② 術前と術後（帰宅まで）に責任をもって介護できる成人の付き添いがいる ③ 帰宅までに時間を要せず、異変が起こった時に対応できる医療機関がある	① 2時間以内の処置で、終了後に術後管理の時間が十分にある ② 侵襲が少なく、術後に特別な管理を必要としない処置である ③ 出血や感染などの術後合併症を起こす可能性が低い	① 全身疾患（ASA-PS分類Ⅲ以上）を有し、入院下での管理が必要な症例 ② 3歳時未満や極端に成長が遅い症例 ③ 小顎症、開口障害、極度の肥満などで気道確保が困難な症例 ④ 絶飲絶食が厳守できない症例 ⑤ 侵襲の大きな手術や長時間を要する処置、術後合併症が予測される症例 ⑥ 患者や保護者の同意が得られない症例

b．術前の全身状態評価

静脈内鎮静法に準じますが、より厳格な評価を必要としています。また、患者状態によって、医科主治医との対診を綿密に行い、術前、術後の管理を徹底しています。

c．術前検査

術前検査として、血液・生化学検査、尿検査、心電図、胸部単純X線撮影および呼吸機能検査などが好ましいですが、健康な小児も含む70歳未満の症例に対しては、スクリーニング検査を行っても異常がある可能性が低く、施行の有無による周術期合併症の発生率は変わらないとされています。当院では術前の病歴聴取および身体診察を行ったうえで、患者の入眠後に、血液・生化学検査、心電図検査、必要に応じて胸部単純X線撮影を行っています。

d．術前管理

（1）術前経口摂取制限

日本麻酔学会の術前絶飲食ガイドラインや欧米のガイドラインを参考にして基準を設けています（→E-「1．術前管理」図10参照）。

（2）常用薬への対応

患者層の多様化に伴い、常用薬を内服している患者も増加しています。多くの薬物は手術当日まで内服を継続させますが、降圧薬、利尿薬、β遮断薬、抗血栓薬、血糖降下薬、副腎皮質ステロイド、経口女性ホルモン製剤、その他サプリメントなど、主治医との対診のうえ、休薬や代替処置が必要になる症例もあります。

2）患者への説明と同意書取得

患者および家族に麻酔法を説明し、リスクと予後についての理解も確認して医療者側と患者側とが共通認識をもつよう心がけます。コミュニケーションを十分にとり、患者と家族から信頼を得られるよう努めます。なお当院では、全身麻酔の同意書に加え、抜歯などの外科的処置に対する同意書も作成しています。

3）麻酔前投薬

前投薬の目的は、手術前の不安軽減、唾液、気道分泌抑制、鎮痛、胃酸分泌抑制などですが、現在では効果の不確実性から行わない施設も多く、当院も原則として行っていません。しかし、治療室への入室が困難な場合には、鎮静薬として、ベンゾジアゼピン系のミダゾラムを筋注（成人0.08～0.10mg/kg、術前30分～1時間)、可能であれば静注（成人3～5mg、直前）を行い、患者が傾眠傾向になってから、車椅子等に移乗し治療室へ移動させます。

4）全身麻酔の流れ

全身麻酔下歯科治療においては、不測の事態への対応を考慮して、日本歯科麻酔学会認定医と専門医の２名と、歯科衛生士２名の合計４名体制で対応するようにしています。麻酔導入後は、認定医と専門医、もしくは登録医の誰かが術者に移行します。

a．術前説明

感染症などによる呼吸器症状の変化を始め、全身状態確認の目的から、患者ならびに家族への術前説明は全身麻酔予定日の２～４週間前に行っています。

b．前日の体調確認

全身麻酔予定日前日の18時くらいに体調確認の電話連絡を行います。この際に、保護者には可能な限り体温測定を行っておくように指示しています。この時点で体調不良を疑った場合には、延期や中止の案内をしますが、判断が難しい場合は当日の術前診察にて最終判断を行います。

c．治療室（手術室）への入室訓練

当日の手術室への入室を円滑にするため、全身麻酔下歯科治療が決定してから予定日まで、何度か入室訓練を行うようにします。あくまでも予定日までの管理の一環ですので、厳格な回数制限を設けていませんが、入室訓練が困難な場合には、徒手的抑制下での入室や前投薬の使用などを検討します。

d．モニタリング

① パルスオキシメータ
② カプノグラフ
③ 換気諸量モニタ（麻酔ガス濃度モニタを含む）
④ 血圧計（自動血圧計）
⑤ 心電図（標準肢誘導）
⑥ 体温計（鼓膜温）

e．麻酔導入

対象患者には小児や障害児者が多いため、ほぼ全例で吸入麻酔薬の濃度を徐々に上げて麻酔深度を深くしていく緩徐導入（亜酸化窒素3L/分、酸素2L/分、セボフルラン5%）を行っています。場合によっては歯科衛生士による身体抑制も行います。

f．気管挿管

処置内容の特性上、ほぼ全例が経鼻気管挿管ですが、上顎骨劣成長などにより、経鼻気管挿管が困難な場合や、多量の鼻出血の既往がある患者に対しては、経口気管挿管を選択します。

g．麻酔維持

当院では施設基準の関係から、使用する麻酔薬剤は、亜酸化窒素、セボフルラン、1%プロポフォールの併用麻酔で対応しています。具体的には、気管挿管後、亜酸化窒素3L/分、酸素2L/分、セボフルラン1.0%前後、プロポフォール2～5mg/kg/hで維持します。

h．術後管理

当院では全身の諸機能が術前の状態まで回復し、帰宅許可を出すまでの間は手術室隣の回復室にて経過観察を行います。この間、必要に応じて呼吸・循環のモニタリングや、酸素投与を行っています。この際は、安全面、管理面の理由から静脈路は抜去しています。

i．帰宅許可と帰宅後の管理

以下の条件を満たし、責任のもてる成人の付き添いがいて、問題がないと判断したら帰宅を許可します（表10）。帰宅時は、帰宅後の注意事項、異常発生時の電話連絡先や対応について書面、口頭でも確認します。約60分以内で帰宅される方がほとんどです。

また、帰宅直後に、麻酔担当医との電話連絡を義務付けており、全身状態と手術部位や処置状態の確認することとしています。

表10　全身麻酔後の帰宅許可の目安

・意識レベルが術前と同様に回復している
・運動機能が術前と同様に回復し、ふらつきがなく自立歩行ができる。
・経口摂取が可能で、嘔気・嘔吐がない。
・呼吸・循環の諸機能が術前状態と変わりがない。
・発熱、腫脹、発汗などがない。
・手術や処置に伴う合併症（出血、腫脹、激しい疼痛など）がない。
・排尿が確認されている

5）日帰り全身麻酔の症例

以下、自閉スペクトラム症の抜歯症例、非協力児の歯科保存治療、舌小帯形成症例を提示します。非協力児の麻酔導入時には、例えば外来での担当歯科衛生士も立ち合い、好きな動画をタブレットで視聴させて緩徐導入を行うといった工夫もしています（図24）。

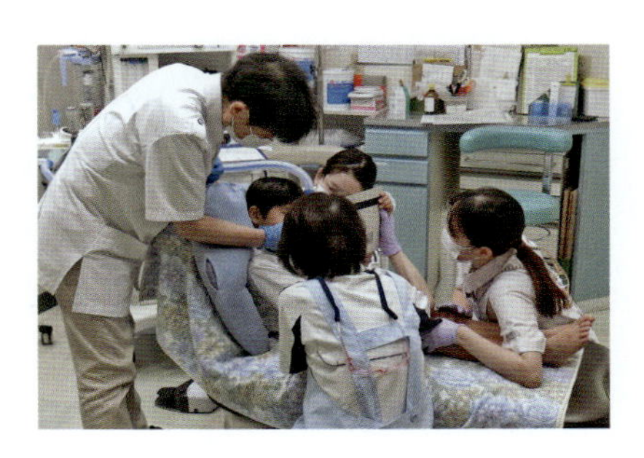

図24　非協力児の麻酔導入時の様子

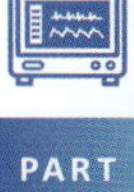

CASE 8

自閉スペクトラム症の智歯抜歯（図25）

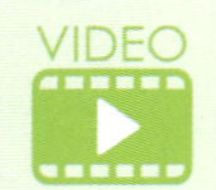

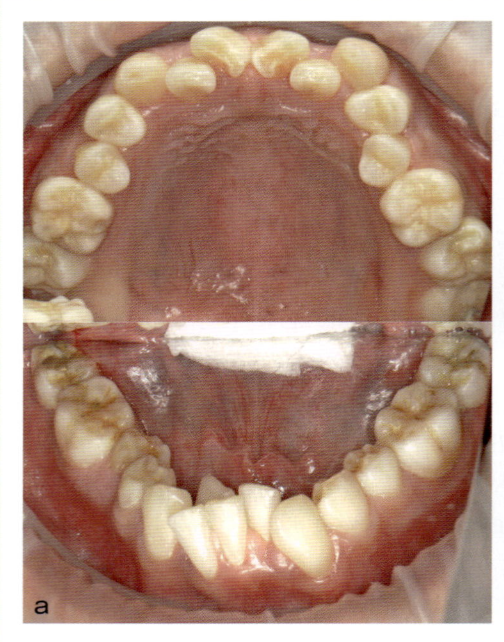

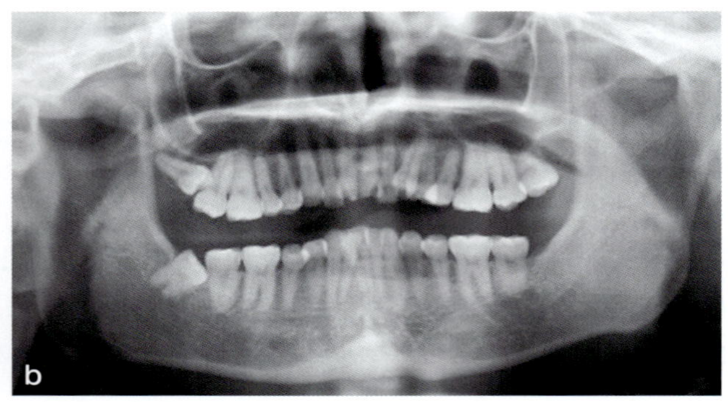

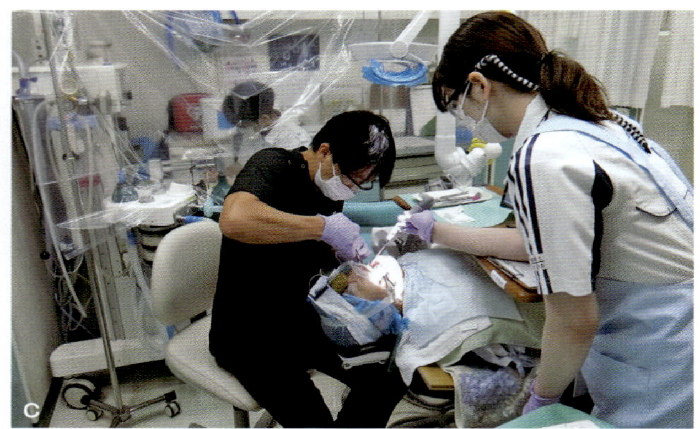

症例概要

30歳男性、身長171cm、体重54kg（BMI：18.4）、自閉スペクトラム症、知的能力障害（療育手帳A1）、ASA-PS Ⅰ。埋伏智歯を含めた抜歯が必要なため、全身麻酔下で治療を行いました。治療前の口腔内写真（a）。パノラマX線画像（b）。全身麻酔下での歯科治療の様子（c）。

治療内容は、右上8埋伏歯抜歯、左上8半埋伏歯抜歯、右下8下顎水平埋伏歯抜歯、その他、全顎的な歯周治療。治療時間2時間21分、麻酔時間2時間45分、覚醒後1時間程で帰宅しました。全身麻酔下歯科治療後は、定期健診にて口腔衛生管理を継続中です。

全身麻酔の適応理由や注意点など

本患者は比較的歯科治療への順応性が高く、これまでは行動療法と併用した吸入鎮静法下で、う蝕治療ならびに歯周治療を行っていました。今回は、侵襲度の高さ、ならびに患者の全身状態に大きな問題がないことから、全身麻酔下での治療となりました。ただし、深部埋伏歯の抜歯などで手術による侵襲が高くなる場合や、患者に重度の疾患があり術後管理が難しい場合には、三次医療機関での入院下の治療も検討すべきと考えます。

CASE 9

非協力児の歯科保存治療、舌小帯形成（図26）

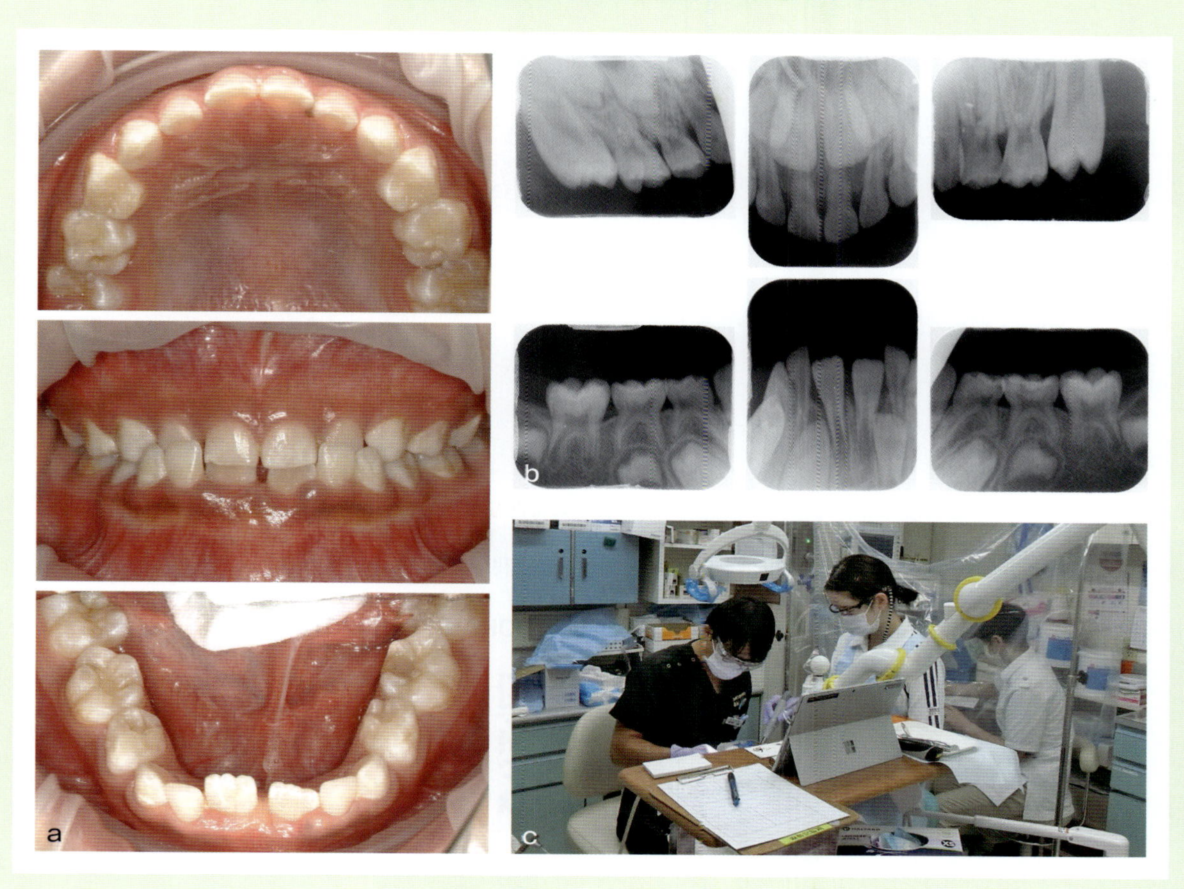

症例概要

5歳10か月男児、身長119cm、体重19kg（カウプ指数13.4）、歯科治療恐怖症、ASA-PS Ⅰ。歯科保存治療、舌小帯形成術が必要なため、全身麻酔下で治療を行いました。治療前の口腔内（a）とX線画像（b）。歯科治療の様子（c）。

治療内容は臼歯部を中心とした光CR充塡、シーラント充塡、歯肉弁切除術、舌小帯形成術。治療時間2時間29分、麻酔時間2時間47分、覚醒後1時間程で帰宅しました。全身麻酔下歯科治療後は、1回の経過観察後、かかりつけ医での口腔衛生管理を継続しています。

全身麻酔の適応理由や注意点など

歯科治療恐怖症のため、行動療法や吸入鎮静法での歯科治療への適応を目指していましたが、異常絞扼反射も認められたことから全身麻酔の選択となりました。小児の麻酔導入では、緩徐導入で行うことが多くなりますが、患児の精神的負担を極力減らすため、今回は外来での担当歯科衛生士も立ち合い、希望する動画をタブレットで視聴させるなど工夫をしました。

感冒症状などの呼吸器状態の悪化によって周術期管理の危険性が上昇することが推測されますので、直近の体調管理には注意が必要です。

（原野　望）

この度は弊社の書籍をご購入いただき、誠にありがとうございました。
本書籍に掲載内容の更新や訂正があった際は、弊社ホームページにてお知らせいたします。下記のURLまたはQRコードをご利用ください。

https://www.nagasueshoten.co.jp/BOOKS/9784816014437

「できる治療」へ変える歯科麻酔
ー局所麻酔から日帰り全身麻酔までー

ISBN 978-4-8160-1443-7

© 2024.10.22　第1版　第1刷

編集・執筆　志岐晶子
発 行 者　永末英樹
印　　刷　株式会社 サンエムカラー
製　　本　新生製本 株式会社

発行所　株式会社　永末書店

〒602-8446　京都市上京区五辻通大宮西入五辻町 69-2
（本社）電話 075-415-7280　FAX 075-415-7290
永末書店 ホームページ　https://www.nagasueshoten.co.jp